DIETA RENAL PARA PRINCIPIANTES

Cómo preparar comidas frescas y sabrosas y recuperar el control de su estilo de vida alimenticio con las mejores recetas bajas en sodio, potasio y fósforo

POR

VALERIA SANCHEZ

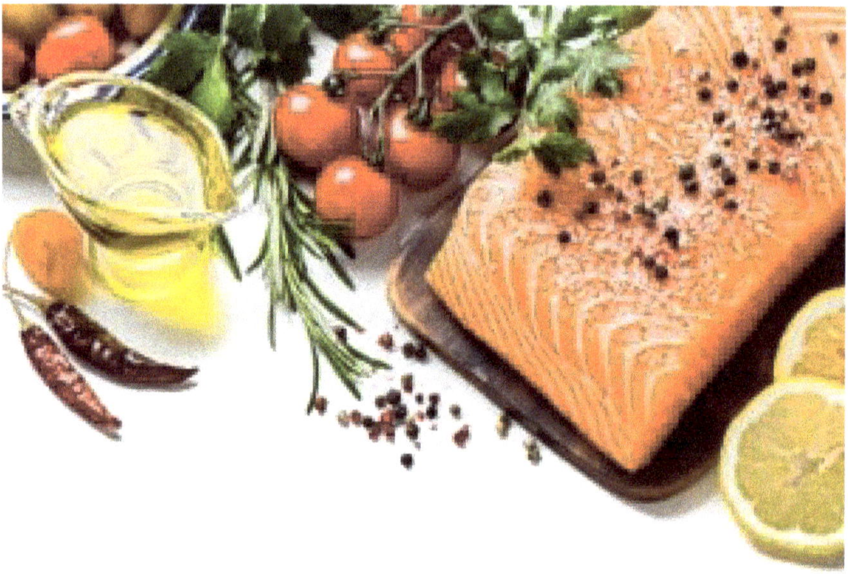

Tabla de contenidos

INTRODUCCIÓN

La dieta renal se basa en la sustitución de los alimentos enlatados y procesados por frutas y verduras frescas o congeladas.

No tengas miedo: aunque esta dieta restringe el uso de algunos productos, la lista es bastante corta. Así que podrá disfrutar de su vida sin ninguna limitación sólida en cuanto a la comida y la bebida.

Desgraciadamente en hay formas de revertir la insuficiencia renal, por lo que es esencial adoptar una dieta realmente saludable que proteja su cuerpo de cualquier tipo de riesgo para la salud asociado a la enfermedad renal. Sin embargo, si usted sufre de insuficiencia renal o cualquier otra enfermedad renal, no hay razón para perder la esperanza; con el tratamiento y la dieta adecuados, puede controlarla y vivir una vida sana y larga. Todo lo que tiene que hacer es empezar a tomar decisiones de estilo de vida saludables, y esto comienza con cambios saludables en su dieta. La buena noticia es que, una vez que se inicia el tratamiento renal y se mantiene la dieta ideal, los síntomas asociados empiezan a desaparecer.

La enfermedad renal puede mantenerse bajo control, por lo que ahora es el momento de tomar decisiones inteligentes en lo que respecta a los alimentos que consume a diario. Una dieta renal eficaz ideal consiste en incluir alimentos saludables y reducir el sodio, el fósforo o el potasio.

Una dieta renal adecuada limita los alimentos perjudiciales para los riñones y el sistema renal. Este exclusivo libro sobre la dieta renal se basa precisamente en eso: le dará muchas recetas prácticas que reducen el consumo de sodio, fósforo y potasio, y proporcionan a su cuerpo nutrientes saludables para evitar síntomas y complicaciones de salud no deseados.

Explore la colección de recetas saludables y caseras para las enfermedades renales crónicas. El objetivo de estas recetas es evitar el estrés de sus riñones sin comprometer el valor del sabor.

Las recetas son fáciles de cocinar y contienen ingredientes cotidianos; no es necesario comprar productos exóticos y caros para llevar una dieta renal saludable. Las recetas le ayudarán a mantener el equilibrio adecuado de nutrientes para que sus riñones puedan funcionar eficazmente.

Estimule su apetito con deliciosas recetas y disfrute de una dieta renal saludable: incluso con problemas renales, puede comer alimentos deliciosos. La dieta renal también anima a consumir proteínas de alta calidad y a limitar la ingesta de líquidos y grasas. La dieta renal puede ser restrictiva; sin embargo, las recompensas son a menudo encomiables.

Toda la información presentada en este libro está bien investigada y se basa en hechos y cifras existentes en el mundo moderno.

DESAYUNO

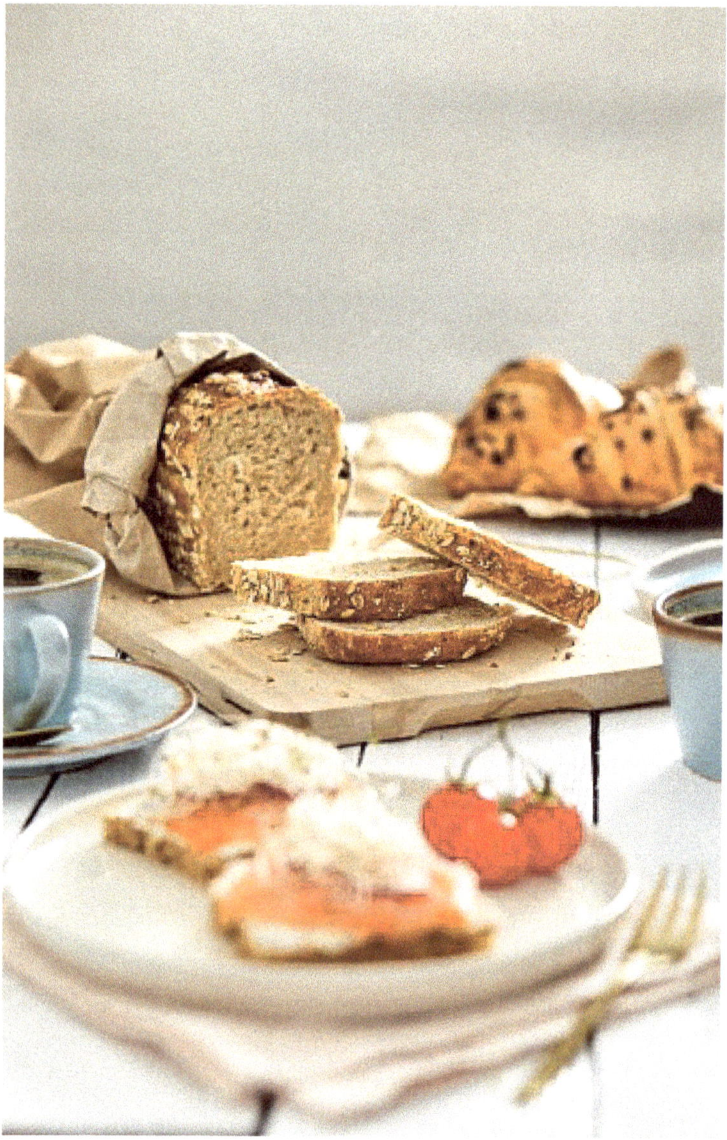

TOSTADAS CON TOMATE Y ATÚN

Valores nutricionales

Energía 399,6 kcal / Proteínas 9,3 g / P (fósforo) 106,2 mg / K (potasio) 376,6 mg / Na (sodio) 186,9 mg

Ingredientes

- Pan blanco (bajo en proteínas) 100 g
- atún en lata 30 g
- tomates 100 g
- ajo 2 g
- albahaca fresca 5 g (1 cucharadita)
- aceite de oliva 5 ml (1 cucharadita)
- mayonesa (80% de grasa) 10 g
- zumo de limón 5 ml (1 cucharadita)
- Salsa Worcestershire 2 ml (½ cucharadita)

Método

Cortar el pan o la baguette en rebanadas, que hornearemos. Hervir los tomates, pelarlos, quitarles los granos y cortarlos en trozos pequeños. Los mezclamos con aceite de oliva, ajo y albahaca. Mezclamos por separado el atún, la mayonesa, el zumo de limón, la pimienta y la salsa Worcester. En primer lugar, añadimos los tomates y la mezcla de atún a los sándwiches tostados y adornamos con hojas de albahaca.

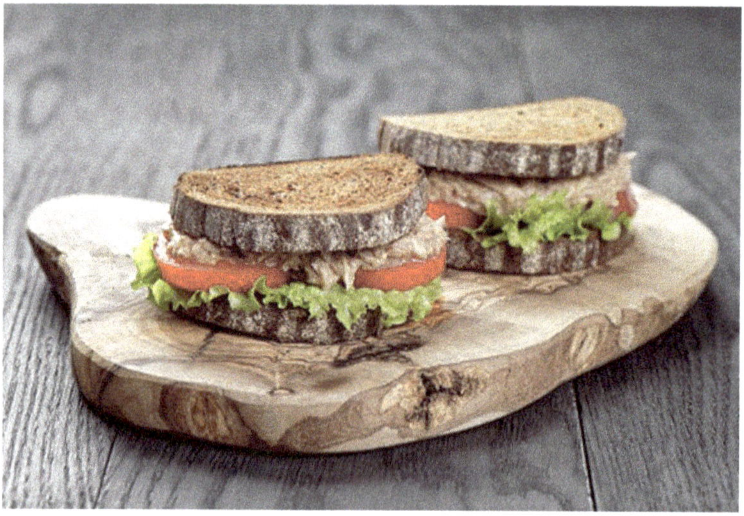

PURÉ DE PATATAS CON CREMA

Valores nutricionales

Energía 226,9 kcal / Proteínas 3,7 g / P (fósforo) 105,9 mg / K (potasio) 653,8 mg / Na (sodio) 493,8 mg

Ingredientes

- patatas cocidas 150 g
- mantequilla 10 g
- nata 10 g
- perejil

Método

Lavar las patatas, pelarlas, cortarlas y cocerlas blandas. Escurrir el agua de las mismas y aplastarlas. Añadir la mantequilla y la nata caliente al puré de patatas. Mezclar todo con un batidor hasta conseguir una papilla fina. Adornar en un plato con perejil.

DESAYUNO INGLÉS TRADICIONAL COCINADO

Debido a los altos productos de fosfato y potasio que contiene, muchas personas evitan el típico desayuno cocinado, pero se puede seguir disfrutando de un desayuno cocinado ocasionalmente cumpliendo estas pautas.

Porción para una persona

- Un huevo - de la forma que desee
- Dos trozos de tocino o una salchicha (opte por una baja en grasa o elimínela si está tratando de perder peso)
- Cuatro champiñones pequeños o un tomate pequeño o dos cucharadas de alubias cocidas
- Todo el pan tostado que quieras (sin embargo, ten cuidado si quieres perder peso)

Método de preparación

Asar a la parrilla es el método de cocción ideal si está tratando de perder peso, o puede freír con un mínimo de aceite en una sartén antiadherente o utilizar aceite en spray.
Freír en grasa ayudará a aumentar las calorías de su desayuno Si necesita ganar peso entonces.

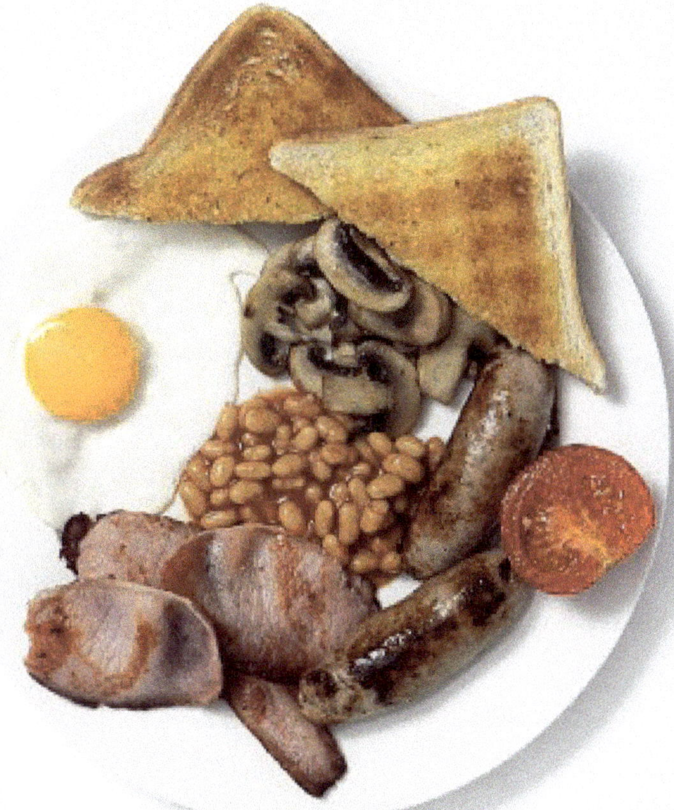

GACHAS DE ALTA ENERGÍA

Si estás bajo de peso o pierdes peso accidentalmente, esta receta de alta energía es útil porque contiene muchas calorías extra.

Recuerde: si está sometido a una restricción de fosfatos o de líquidos, la leche debe excluirse de su ración diaria de leche y líquidos.

Porción para una persona

- 35g (36,8ml) de avena
- 200 ml de leche entera
- Opcional: añadir nata y sirope o mermelada para obtener más energías

Método de preparación

Mezclar todos los ingredientes en una sartén, calentar la sartén y hervir durante tres o cuatro minutos.
También se puede cocinar en el microondas durante uno o dos minutos, removiendo a intervalos de treinta segundos.

PAN DE CANGREJO Y HUEVO

Valores nutricionales

Energía 150 kcal, Proteínas 6 g, BE 1, Carbohidratos 13 g, Potasio 150 mg, Fósforo 90 mg

Ingredientes para 1 porción

- 25 g de pan tostado de trigo (1 rebanada)
- 10 g Mayonesa para ensaladas
- 10 g Lechuga
- 50 g Puntas de espárragos en conserva
- 10 g Rodajas de huevo (duro)
- 10 g Gambas

Para decorar:

- 1 g de ramita de eneldo
- 1 kl. Cuña de limón

Método

Tostar ligeramente el pan y dejarlo enfriar.

Untar con mayonesa y poner encima la lechuga, los espárragos, las rodajas de huevo y las gambas.

Adornar con eneldo y una cuña de limón.

ENSALADA DE PATATAS

Valores nutricionales

Energía 319,2 kcal / Proteínas 5,8 g / P (fósforo) 141,9 mg / K (potasio) 925,5 mg / Na (sodio) 154,1 mg

Ingredientes

- patatas 150 g
- cebolla 10 g
- manzana 50 g
- apio 20 g
- zanahoria 10 g
- pepinillo 10 g
- huevos 15 g
- aceite 15 g
- perejil, rábano picante, vinagre, pimienta, una pizca de sal

Método

Hervir las patatas enteras con piel. Después de enfriarlas, pelarlas y cortarlas en cubos. Limpiar el apio, las zanahorias y las cebollas, rallarlas finamente. Hervir las cebollas con agua caliente. Mezclamos todo. Añadimos la manzana rallada, los pepinillos, el perejil y el rábano picante. Rociar con aceite, mezclar y dejar reposa

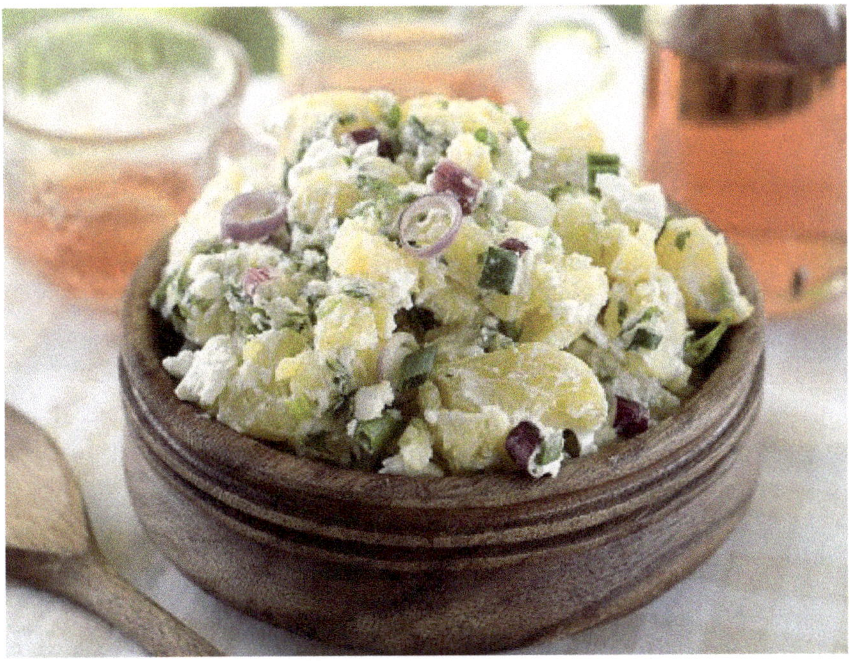

TORTITAS DE PATATA

Valores nutricionales

Energía 488,9 kcal / Proteínas 9,9 g / P (fósforo) 198,9 mg / K (potasio) 1 189,2 mg / Na (sodio) 460,6 mg

Ingredientes

- patatas 250 g
- huevos 20 g
- harina hl 20 g
- aceite 20 g
- pimienta
- ajo frotado
- mejorana
- pizca de sal

Método

Rallar finamente las patatas crudas lavadas y peladas. Escurrir el exceso de agua y añadir las especias, la harina y los huevos. Haremos la masa. Hacer pequeñas empanadas con la masa y hornear en aceite caliente. Una ensalada mixta con queso va bien con las tortitas de patata.

ENSALADA DE CÍTRICOS CON CREMA AGRIA

Valores nutricionales

Energía 76,8 kcal / Proteínas 1,5 g / P (fósforo) 22 mg / K (potasio) 197,2 mg / Na (sodio) 81 mg

Ingredientes

- pomelo 50 g
- naranja 50 g
- crema agria 25 ml
- zumo de limón
- sal

Método

Pelar los pomelos y las naranjas y quitarles la piel dura interior o los granos. Cortar la pulpa de la fruta en trozos, rociar con zumo de limón, salar ligeramente y verter sobre la crema.

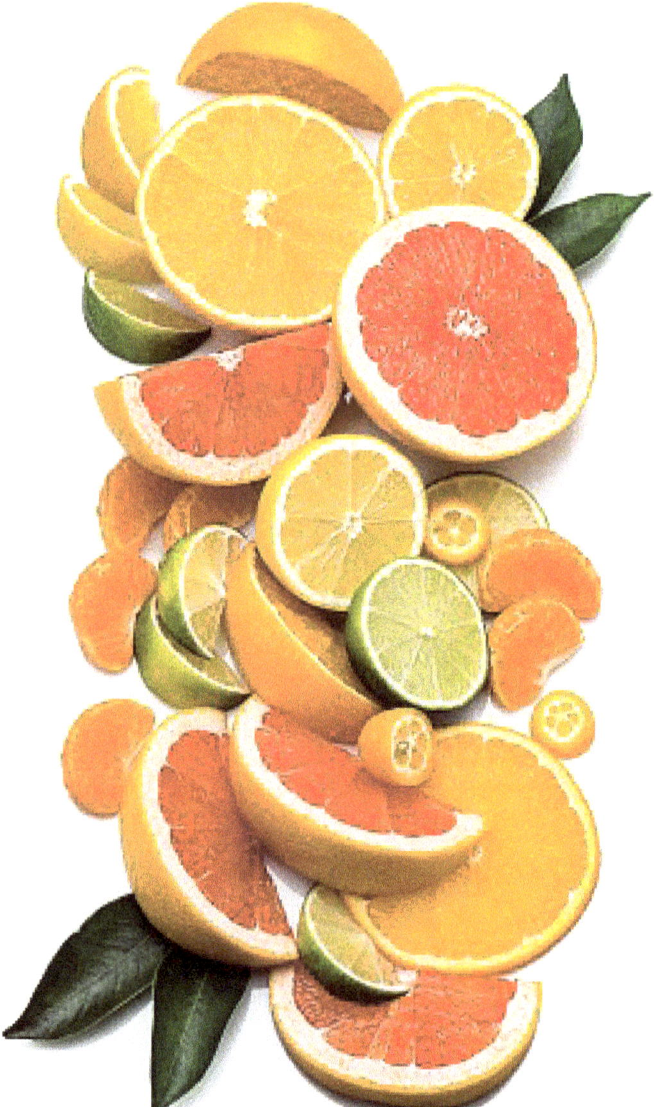

CAZUELA DE TOSTADAS TEXANAS

TIEMPO DE PREPARACIÓN: 10 MINUTOS | TIEMPO DE COCCIÓN: 30 MINUTOS | PORCIONES: 10

INGREDIENTES

- 225g de mantequilla derretida
- 250g de Swerve marrón
- 450g de pan tostado texano, cortado en rebanadas
- 4 huevos grandes
- 375ml de leche
- 1 cucharada de extracto de vainilla
- 2 cucharadas de Swerve
- 2 cucharaditas de canela
- Jarabe de arce para servir

INSTRUCCIÓN

- Cubra un molde para hornear de 23x33 cm con spray para cocinar.
- Extienda las rebanadas de pan en el fondo del molde preparado.
- Bata los huevos con los demás ingredientes en una batidora.
- Vierta esta mezcla sobre las rebanadas de pan de manera uniforme.
- Hornee el pan durante 30 minutos a 180 grados C en un horno precalentado.
- Servir.

Nutrición: Calorías 332, Grasa total 13,7g, Grasa saturada 6,9g,

Colesterol 102mg, Sodio 350mg, Carbohidratos 22,6g, Fibra dietética 2g, Azúcares 6g, Proteínas 7,4g, Calcio 143mg, Fósforo 186mg, Potasio 74mg

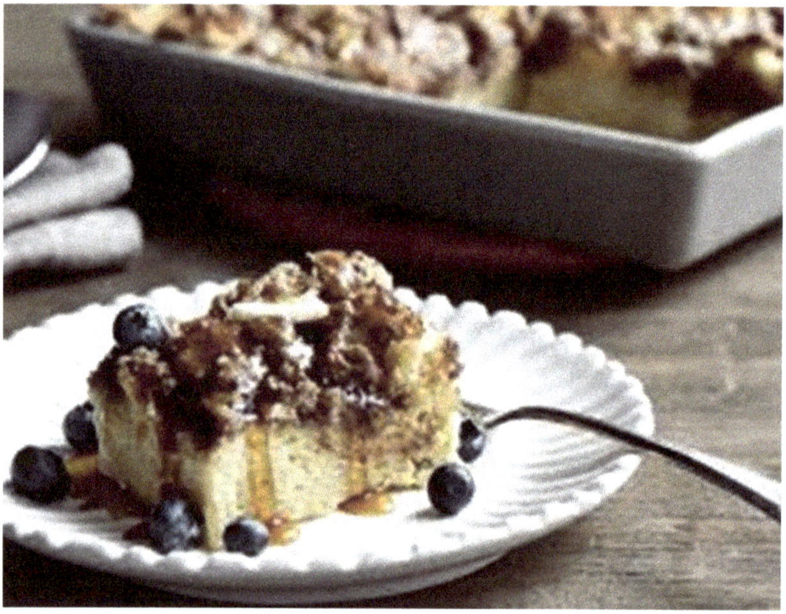

PAN DE ZUCCHINI

TIEMPO DE PREPARACIÓN: 10 MINUTOS | TIEMPO DE COCCIÓN: 1 HORA | PORCIONES: 16

INGREDIENTES

- 3 huevos
- 318g de Swerve
- 250ml de salsa de manzana
- 2 tazas de calabacín rallado
- 1 cucharadita de vainilla
- 250g de harina
- ¼ cucharadita de polvo de hornear
- 1 cucharadita de bicarbonato de sodio
- 1 cucharadita de canela
- ½ cucharadita de jengibre
- 120g de nueces sin sal, picadas

INSTRUCCIÓN

Bata bien los huevos con el calabacín, la salsa de manzana y el resto de los ingredientes en un bol. Una vez mezclados uniformemente, extienda la mezcla en un molde para pan. Hornéelo durante 1 hora a 375 grados F en un horno precalentado. Cortar y servir.

NUTRICIÓN

Calorías 200, Grasa total 5,4g, Grasa saturada 0,9g, Colesterol 31mg, Sodio 94mg, Carbohidratos 26,9g, Fibra dietética 1,6g, Azúcares 16,3g, Proteínas 4,4g, Calcio 20mg, Fósforo 212mg, Potasio 137mg

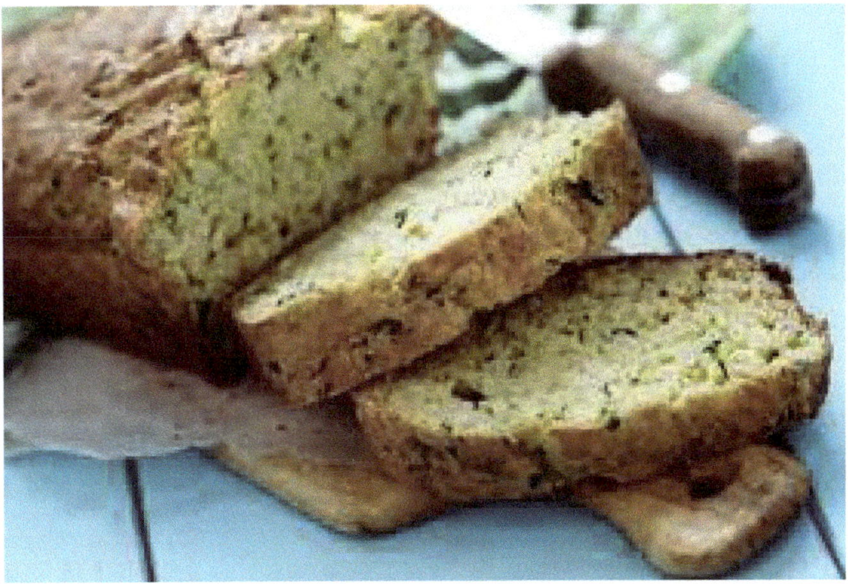

ALMUERZO

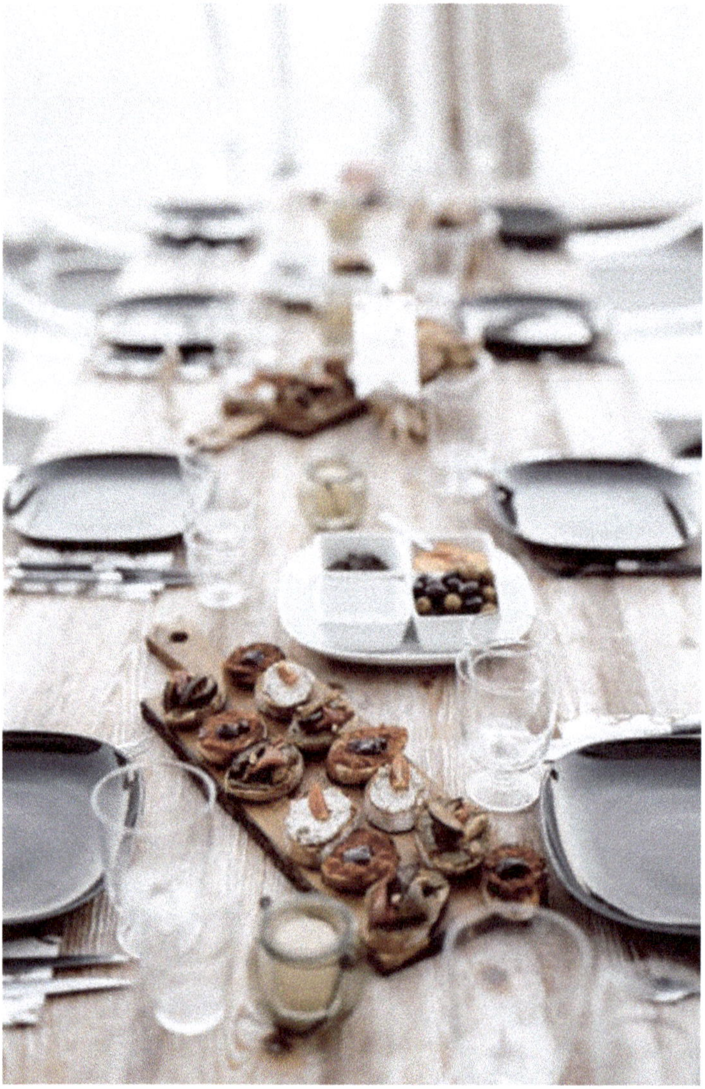

Pizza especial

TIEMPO DE PREPARACIÓN: 20 MINUTOS | TIEMPO DE COCCIÓN: 45 MINUTOS | PORCIONES: 10

INGREDIENTES PARA LA CORTEZA

- 250g de harina común
- 1 cucharada de azúcar granulada
- 1 cucharadita de levadura seca activa
- 250ml de agua
- 2 cucharadas de manteca vegetal

INSTRUCCIONES

Combinar la harina, la levadura y el azúcar en un bol grande para mezclar.

Verter la manteca en los ingredientes secos; mezclar con un tenedor.

Seguir añadiendo agua en pequeñas cantidades mientras se mezcla hasta que la mezcla siga al tenedor alrededor del bol.

Tapar la masa; dejarla reposar unos 15 minutos.

INGREDIENTES PARA LA PIZZA

- ½ libra de carne molida magra, pavo o pollo
- ½ cucharadita de cebolla en polvo
- ½ cucharadita de condimento italiano
- 59g de pasta de tomate
- ½ cucharadita de ajo en polvo
- 1 cucharadita de condimento italiano

- 1 cucharadita de chile en polvo
- 125ml de agua aceite vegetal
- 60g de pimientos verdes picados
- 117g de queso cheddar fuerte reducido en grasa, rallado
- ½ taza de cebollas picadas

INSTRUCCIONES

Precaliente el horno a 220ºC.

Saltear la carne molida en una sartén. Agregue el condimento italiano, la cebolla en polvo y el ajo .en polvo; continúe revolviendo hasta que la carne se dore.

Escurrir el aceite colocando la carne en toallas de papel.

Prepare la salsa mezclando la pasta de tomate, el condimento italiano, el chile en polvo y el agua en un bol. (Reservar).

Cuando la masa haya reposado, engrase el molde para pizza y los dedos. Extiende la masa de manera uniforme en el molde.

Vierta la salsa sobre la masa de pizza de manera uniforme; espolvoree con ½ taza de queso.

Cocinar en el horno precalentado durante 15-20 minutos.

Retirar del horno; añadir el resto del queso, la carne picada, las cebollas y los pimientos verdes.

Vuelva a ponerlo en el horno durante 10 minutos más. Servir caliente.

NUTRICIÓN

196 calorías, 144 miligramos de sodio, 0 gramos de grasas trans,11 gramos de proteínas, 188 miligramos de potasio, 19 miligramos de colesterol, 7 gramos de grasa total, 31 miligramos de fósforo, 24 gramos de hidratos de carbono, 2 gramos de grasa saturada, 65 miligramos de calcio, 2 gramos de fibra.

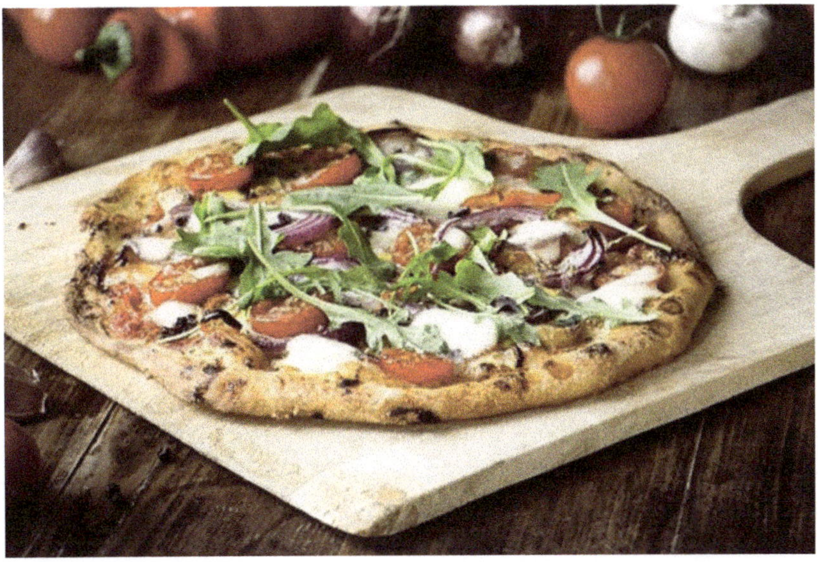

OKONOMIAYAKI DE VERDURAS

PORCIONES: 2

Ingredientes

- 3 huevos grandes
- 50g de harina común
- 50 ml de leche
- 4 cebolletas, recortadas y cortadas en rodajas
- 1 pak choi , en rodajas
- 200 g de col de Saboya, rallada
- 1 guindilla roja, sin pepitas y picada finamente
- ½ cucharada de salsa de soja baja en sal
- ½ cucharada de aceite de colza
- 1 cucharada colmada de mayonesa baja en grasa
- ½ lima, exprimida
- jengibre para sushi, para servir (opcional)
- wasabi , para servir (opcional)

Indicaciones

Batir los huevos, la harina y la leche.

Añadir la mitad de las cebolletas, el pak choi, la col, el chile y la salsa de soja.

Calentar el aceite en una sartén y verter la masa. Cocinar, tapado, a fuego medio durante 7-8 minutos.

Dar la vuelta al okonomiyaki en una segunda sartén, volver a ponerlo al fuego y cocinarlo durante otros 7-8 minutos hasta que una brocheta salga limpia.

Mezcle la mayonesa y el zumo de lima en un bol pequeño.

Ponga el okonomiyaki en un plato, rocíelo con la mayonesa de lima y, si lo utiliza, añada el chile, la cebolleta y el jengibre de sushi.

Servir con wasabi al lado.

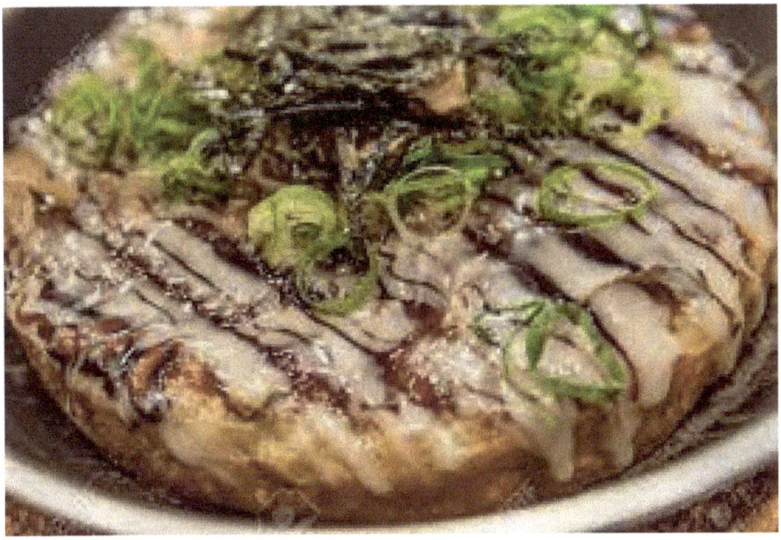

ARROZ CON ALCACHOFAS Y AUBEGINES

Porciones: 6

Ingredientes

- 60 ml de aceite de oliva
- 2 berenjenas , cortadas en trozos
- 1 cebolla grande , finamente picada
- 2 dientes de ajo , machacados
- paquete pequeño de perejil , hojas recogidas, tallos finamente picados
- 2 cucharaditas de pimentón ahumado
- 2 cucharaditas de cúrcuma
- 400g de arroz para paella
- 1 ½l de caldo de verduras Kallo
- 2 paquetes de 175 g de alcachofas a la parrilla
- 2 limones 1 en zumo, 1 cortado en gajos para servir

Instrucciones

Calentar 2 cucharadas de aceite en una sartén grande antiadherente o en una paellera. Freír la berenjena, retirarla y reservarla. Sofreír la cebolla por separado durante 2-3 minutos. Añade el ajo y los tallos de perejil, cocina unos minutos más y luego incorpora las especias y el arroz hasta que todo esté bien cubierto. Calentar durante 2 minutos, añadir la mitad del caldo y cocinar a fuego medio, 20 minutos, removiendo. Colocar las berenjenas y las alcachofas en la mezcla, verter el resto del caldo y cocinar durante 20 minutos más o hasta que el arroz esté bien cocido. Picar las hojas de perejil, añadir el zumo de limón y sazonar bien. Servir rodajas de limón.

"VEDGEREE" PICANTE

PORCIONES: 4

Ingredientes

- 350 g de arroz integral de grano largo
- 150 g de judías verdes, recortadas y cortadas por la mitad
- 4 huevos medianos
- 2 cucharadas de aceite de oliva
- 2 cebollas , cortadas en rodajas
- 2 dientes de ajo machacados
- 2 cucharadas colmadas de polvo de curry medio
- 1 cucharadita de cúrcuma molida
- 2 hojas de laurel
- 200 g de espinacas
- 100g de tomates cherry , cortados por la mitad
- ½ manojo pequeño de cilantro , picado
- 1 guindilla verde , cortada en rodajas
- 1 limón , cortado en gajos

Instrucciones

Enjuague el arroz para eliminar el exceso de almidón. Cocerlo según las instrucciones del paquete y escurrirlo bien. Poner otra olla con agua a fuego lento.

Cocer las judías verdes durante 2 minutos, luego pasarlas a un bol con una espumadera y reservarlas. Cocer los huevos durante 7 minutos, escurrirlos y pasarlos a un bol con agua fría para que se enfríen.

Calentar el aceite en una sartén grande a fuego medio. Freír las cebollas hasta que se doren.

Añadir el ajo, el curry en polvo, la cúrcuma y la hoja de laurel y cocinar durante 1 minuto más.

Incorporar las espinacas, los tomates y un chorrito de agua y cocinar durante otros 5 minutos

. Incorpore el arroz cocido y las judías verdes a la mezcla de espinacas y cocine durante unos minutos hasta que el arroz esté bien caliente.

Pele los huevos y córtelos por la mitad. Cubre la mezcla de arroz con los huevos, el cilantro y el chile. Servir con las rodajas de limón.

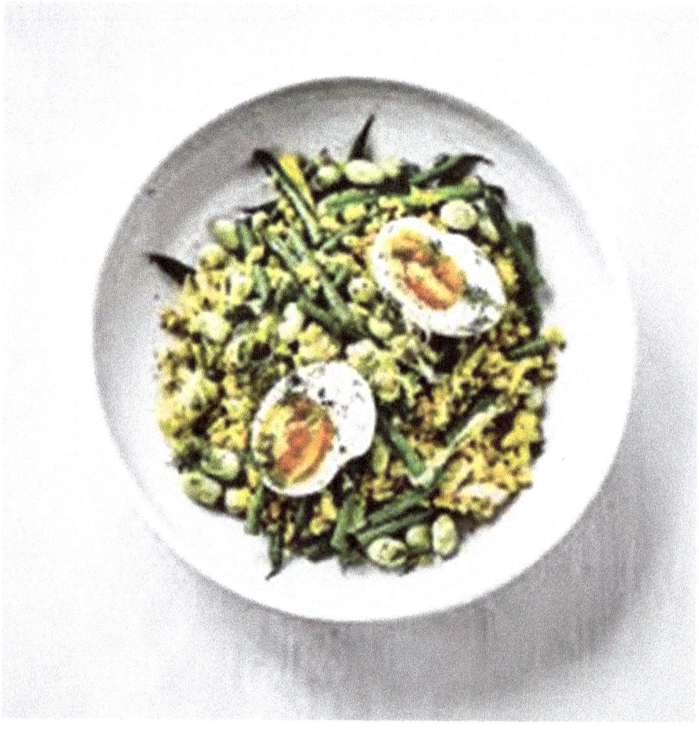

RISOTTO DE TOMATE CREMOSO

Porciones: 4

Ingredientes

- 400 g de lata de tomate picado
- 1l de caldo de verduras
- un poco de mantequilla
- 1 cucharada de aceite de oliva
- 1 cebolla bien picada
- 2 dientes de ajo finamente picados
- 1 ramita de romero, finamente picada
- 250 g de arroz para risotto
- 300 g de tomates cherry cortados por la mitad
- paquete pequeño de albahaca, cortada en trozos
- 4 cucharadas de parmesano rallado

Instrucciones

Licuar los tomates picados y la mitad del caldo. Verter en una cacerola con el caldo restante y mantener a fuego lento.

Mientras tanto, poner la mantequilla y el aceite en la base de una cacerola grande y calentar suavemente.

Añadir la cebolla y cocinarla durante 6-8 minutos. Incorporar el ajo y el romero, (+ 1 minuto).

Añadir el arroz y cocinar, removiendo, durante 1 minuto.

Empezar a añadir el caldo caliente y la mezcla de tomate un cuarto de hora cada vez.

Deje que el risotto se cocine, removiendo a menudo, añadiendo más caldo.

Cuando se haya añadido la mitad del caldo, añada los tomates cherry.

Después de 20-25 minutos, el arroz debe estar cremoso y tierno, los tomates cherry ablandados y todo el caldo debe haberse consumido.

Tápese y déjese reposar durante 1 minuto, luego añada la albahaca. Servir espolvoreado con queso parmesano y una buena molienda de pimienta negra.

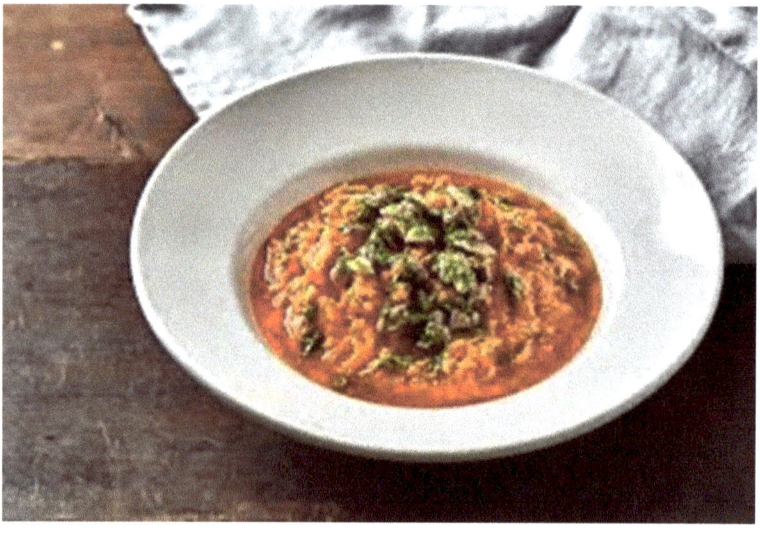

FOUGASSE DE CEBOLLA ROJA, TOMATE CHERRY Y ROMERO

PORCIONES: 2

Ingredientes

- 500g de harina blanca de pan de fuerza
- 7g de sobre de levadura de mezcla oriental
- 2 cucharaditas de sal
- 1 cucharadita de azúcar
- 350ml de agua caliente a mano
- 2 cucharadas de aceite de oliva

Para el topping

- 2 cebollas rojas, cortadas en rodajas finas
- 1 cucharada de aceite de oliva
- 175 g de tomates cherry
- 5-6 ramitas de romero
- sal marina gruesa, como la Maldon

Instrucciones

Mezclar la harina, la levadura, la sal y el azúcar.

Añadir el agua, el aceite y mezclar hasta que se forme una masa suave. Pasar a una superficie enharinada y amasar durante 5 minutos.

Volver a ponerla en el bol y cubrirla con un paño de cocina. Dejar que suba durante 1 hora.

Calentar el horno a 240C/220C marca fan/gas. Freír las cebollas durante 5 minutos en el aceite. Picar las hojas de 1 ramita de romero y añadirlas a las cebollas.

Amasar la mitad de las cebollas en la masa fermentada; añadir más harina si está pegajosa. Dividir la masa en 2 y formar rectángulos de 25 cm de largo.

Colóquelos en una bandeja para hornear enharinada y pincélelos ligeramente con agua.

Con un cuchillo afilado, hacer un corte en diagonal en la masa y luego 3 cortes a cada lado para hacer marcas en las hojas

. Abra ligeramente los cortes y, a continuación, introduzca el resto de las cebollas, los tomates y el romero.

Deje que suba durante 15 minutos y luego hornee durante 15-20 minutos hasta que haya subido y esté dorado.

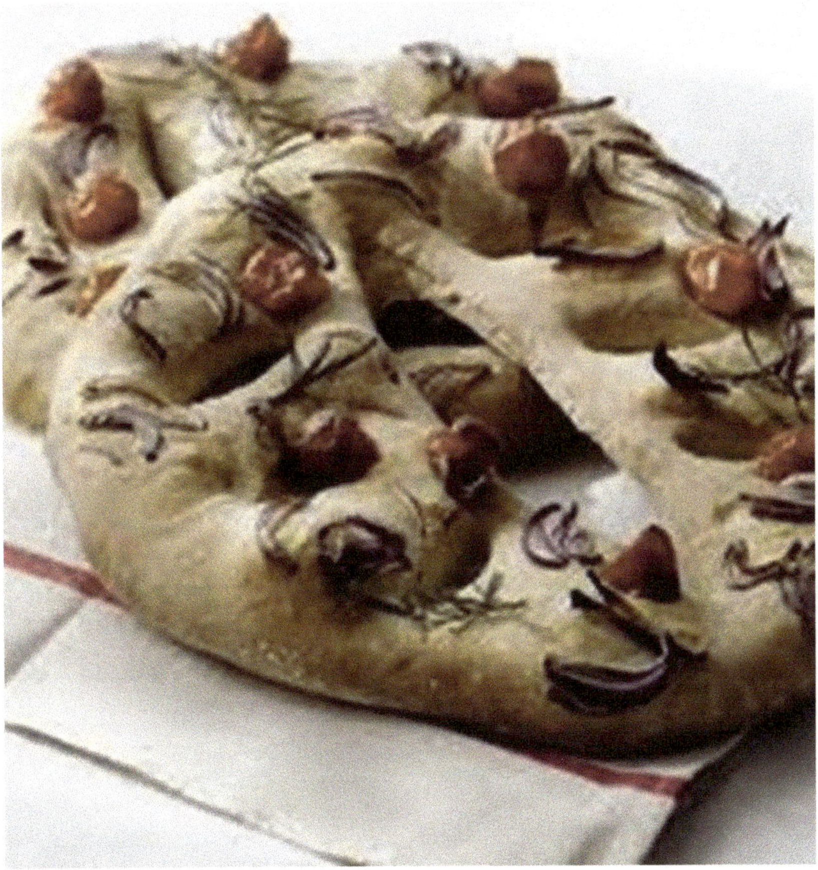

SALMÓN CÁLIDO

Porciones: 4

Ingredientes

- 400 g de patatas pequeñas, cortadas por la mitad
- 2 filetes de salmón, con piel, (unos 140g/5oz cada uno)
- un puñado pequeño de aceitunas negras (nos gusta la Kalamata)
- un puñado pequeño de tomate seco, picado
- 1 diente de ajo , machacado
- zumo de 1/2 limón
- 1 cucharada de aceite de oliva
- 200 g de judías verdes

Indicaciones

Poner a hervir la mitad de una vaporera grande, verter las patatas y luego los filetes de salmón con la piel hacia abajo. Tapa y cocina durante 6-8 minutos hasta que el salmón esté bien cocido, luego resérvalo. Cocer las patatas durante otros 5-8 minutos hasta que estén tiernas, añadiendo las judías en los últimos minutos. Escurre las verduras y viértelas en un bol. Añadir también las aceitunas y los tomates, desmenuzar el salmón cocido en trozos, desechando la piel. Batir el ajo, el limón y el aceite con parte del aliño, y disolverlo con unas gotas de agua. Verter sobre el aliño, mezclar bien y servir.

BANDEJA DE PESCADO Y PATATAS FRITAS

Porciones: 4

Ingredientes

- 2 boniatos grandes, cortados en trozos finos
- 1 cucharada de aceite de colza
- 4 cucharadas de yogur natural sin grasa
- 2 cucharadas de mayonesa baja en grasa
- 3 cornichons, finamente picados, más 1 cucharada de la salmuera
- 1 chalota picada muy fina
- 1 cucharada de eneldo finamente picado y más para servir
- 300 g de guisantes congelados
- 50 ml de leche
- 1 cucharada de menta picada
- 4 filetes de lomo de bacalao o abadejo
- 1 limón, cortado en gajos, para servir

Indicaciones

Calentar el horno a 220C/200C con ventilador/gas. Colocar los boniatos con el aceite y un poco de condimento en una bandeja de horno y asarlos durante 20 minutos.

Mezclar el yogur, la mayonesa, los cornichons y la salmuera reservada, las chalotas y el eneldo con 1 cucharada de agua fría aparte.

Poner los guisantes en una cacerola con la leche, llevar a ebullición y cocinar durante 5 minutos.

Pasar la mezcla por la batidora hasta obtener un puré grueso. Incorporar la menta y sazonar al gusto. Apartar.

Añadir el bacalao o el abadejo a la sartén con las batatas, sazonar y hornear durante 10-15 minutos más o hasta que esté bien cocido.

Calentar la mezcla de guisantes. Espolvorear un poco de eneldo y servir la fuente de horno con el tartar de yogur y los guisantes.

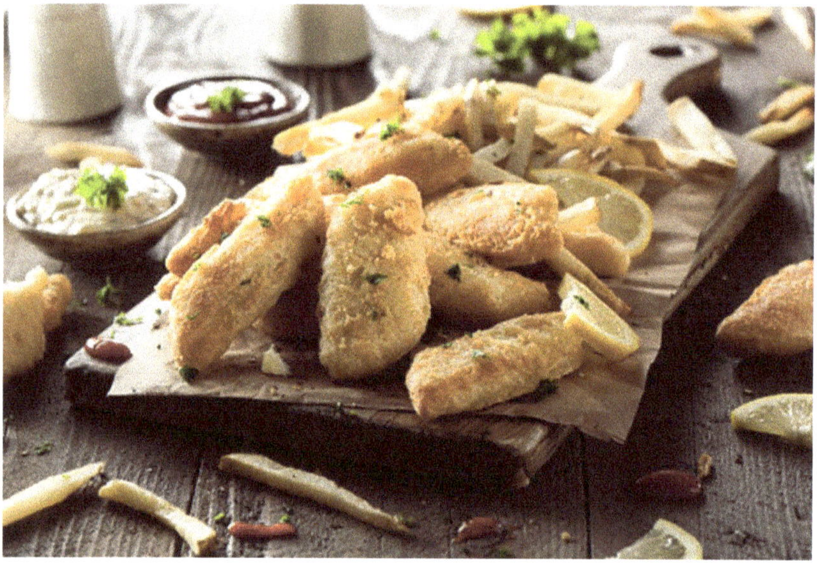

YAKI UDON VEGETARIANO

PORCIONES: 2

Ingredientes

- 1½ cucharadas de aceite de sésamo
- 1 cebolla roja, cortada en gajos finos
- 160 g de calabacín
- 70 g de maíz tierno, cortado por la mitad
- 2 pak choi baby, cortados en cuartos
- 3 cebolletas , cortadas en rodajas
- 1 diente de ajo grande , machacado
- ½ cucharada de polvo de curry suave
- 4 cucharaditas de salsa de soja baja en sal
- 300 g de fideos udon listos para cocinar
- 1 cucharada de jengibre de sushi picado, más 2 cucharadas de salmuera

Indicaciones

Calentar el aceite a fuego alto. Sofreír la cebolla durante 5 minutos. Incorporar el calabacín, el maíz, el pak choi y la cebolleta y cocinar durante 5 minutos. Añadir el ajo, el curry en polvo y la salsa de soja y cocinar durante 1 minuto. Añadir los fideos udon, el jengibre y la salmuera reservada y remover con 2 ó 3 cucharadas de agua caliente hasta que los fideos estén bien calientes. Servir.

SALMÓN AHUMADO DE MIMI

Porciones: 8

Ingredientes

- 2 cucharadas de mantequilla
- 1 cucharada de aceite de oliva
- 220g de cebolla picada
- 2 dientes de ajo picados
- 70g de apio picado
- 62g de harina para todo uso
- 1440ml de caldo de pollo o de verduras
- 453g de patatas peladas y cortadas en cubos
- 1 cucharadita de eneldo seco
- 1 cucharadita de estragón seco
- 1 cucharadita de tomillo seco
- ½ cucharadita de pimentón
- 28g de salmón ahumado, cortado en trozos de 1 cm
- 60ml de vino blanco
- 1 cucharada de zumo de limón fresco
- ¼ de cucharadita de salsa picante
- 1 cucharadita de sal
- 1 cucharadita de pimienta negra recién molida
- 250ml de mitad y mitad

Instrucciones

En una olla grande combinar la mantequilla, el aceite de oliva, la cebolla, el ajo y el apio. Cocinar de 8 a 10 minutos, espolvorear la mezcla con harina y remover bien para hacer un roux seco. Añadir poco a poco el caldo de pollo y remover hasta que espese ligeramente. Incorporar las patatas, el eneldo, el estragón, el tomillo y el pimentón. Reduzca el fuego, tape y cocine durante 15 minutos. Añada el salmón, el vino, el zumo de limón, la salsa picante, la sal y la pimienta. Cocer a fuego lento y sin tapar durante 10 minutos. Añada la mitad de la leche y siga cocinando a fuego lento durante 30 minutos, removiendo de vez en cuando. No deje que la sopa hierva después de añadir la media leche. Servir caliente.

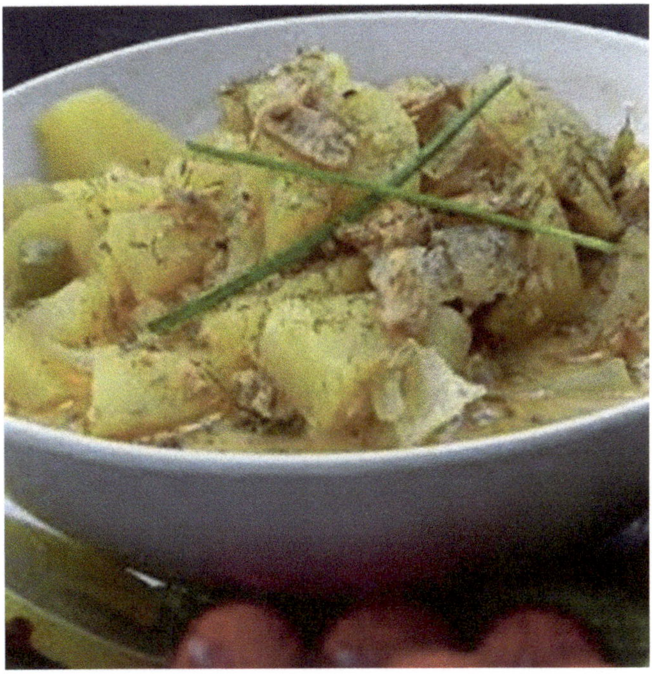

PARFAITS DE YOGUR GRIEGO Y BAYAS

Porciones: 1

Ingredientes

- 269g de yogur griego natural FAGE 2%
- 210g de bayas mixtas como fresas, arándanos, moras y frambuesas

Toppings opcionales:

- Almendras fileteadas, granola, virutas de chocolate negro

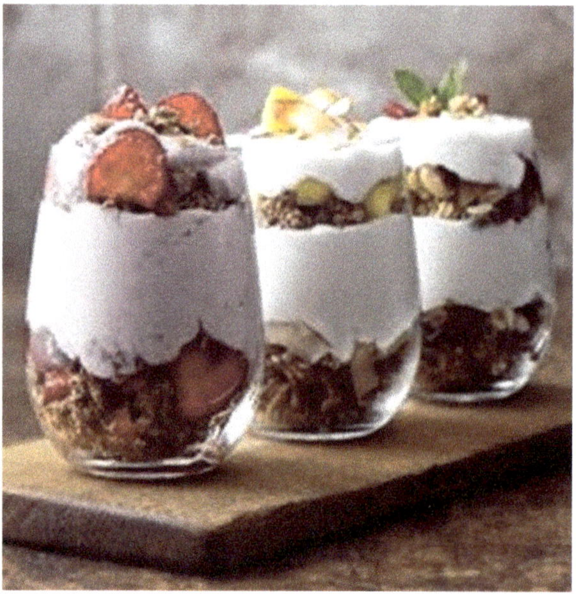

SOPA DE MAÍZ FÁCIL

Porciones: 3

Ingredientes

- 4 lonchas de tocino, cortadas en dados
- 1 cebolla picada
- 1 lata (436ml) de maíz a la crema
- 375g de patatas cortadas en cubos
- 1 lata (317ml) de crema de champiñones condensada
- 750ml de leche
- sal y pimienta al gusto

Instrucciones

En una cacerola grande a fuego medio, saltear el tocino y las cebollas juntos hasta que las cebollas estén tiernas, unos 7 minutos. Añadir el maíz, las patatas, la sopa, la leche y la sal y la pimienta. Subir el fuego a alto y llevar a ebullición. Reducir el fuego a bajo, tapar y cocer a fuego lento entre 25 y 35 minutos o hasta que las patatas estén tiernas, removiendo de vez en cuando.

PALETAS DE YOGUR DE ARÁNDANOS + SORTEO

Porciones: 10

Ingredientes

- 263g de arándanos frescos o congelados
- 1 ½ cucharadas de miel
- 348g de yogur de vainilla de leche entera o reducido en grasa
- 4-6 cucharadas de leche

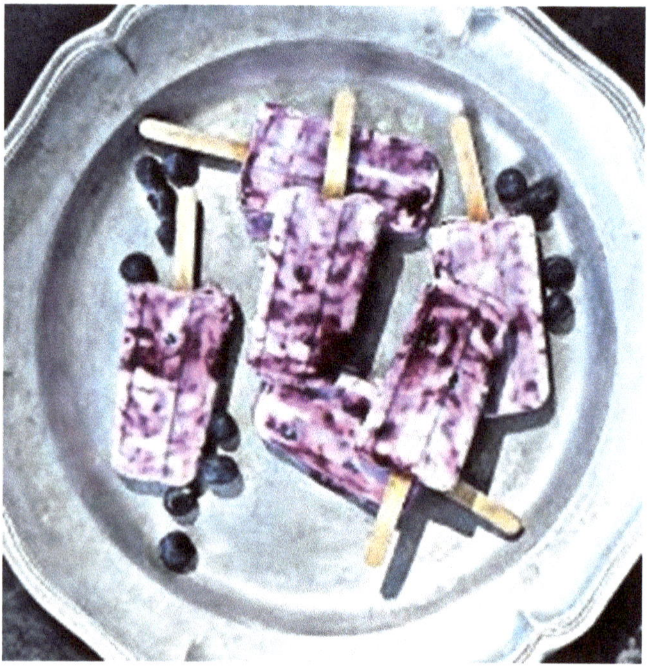

PATATAS FRITAS DE MANZANA CON ESPECIAS

Porciones: 1

Ingredientes

- 2 Granny Smiths
- Canela, para espolvorear

Instrucciones

Calentar el horno a 160C/ 140C marca fan/ gas 3.

Descorazonar la manzana y cortarla por el ecuador en rodajas muy finas de 1 a 2 mm de grosor.

Espolvorear con canela y colocarlas en una bandeja de horno forrada con papel pergamino.

Cocer durante 45 minutos - 1 hora, dándoles la vuelta a mitad de camino y retirando los crujientes que se hayan vuelto marrones.

Continuar la cocción hasta que las manzanas se hayan secado y estén ligeramente doradas.

Enfriar, guardar en un recipiente hermético y disfrutar como merienda.

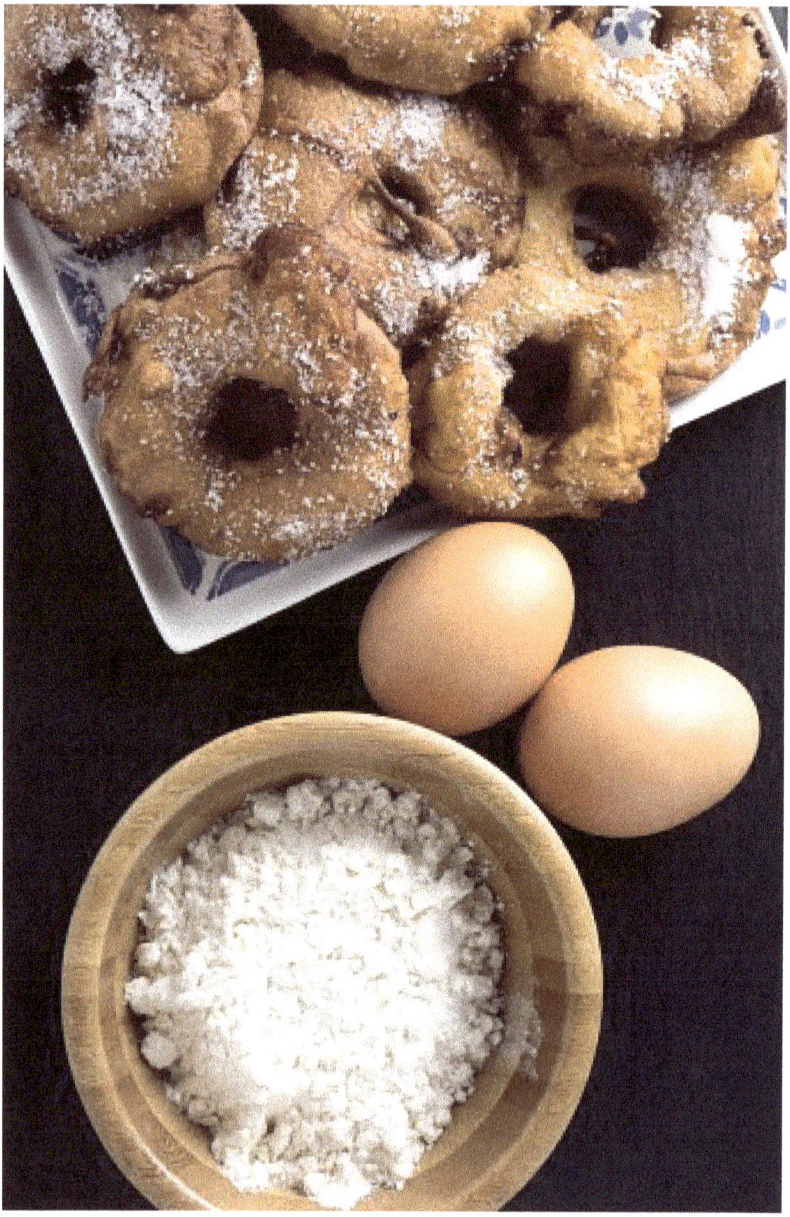

NUGGETS ENERGÉTICOS DE FRUTOS SECOS

Porciones: 6

Ingredientes

- 50 g de albaricoques secos blandos
- 100 g de dátiles secos blandos
- 50 g de cerezas secas
- 2 cucharaditas de aceite de coco
- 1 cucharada de semillas de sésamo tostadas

Instrucciones

Triturar los albaricoques con los dátiles y las cerezas en un procesador de alimentos hasta que estén bien picados. Colóquelos en un bol y utilice las manos para incorporar el aceite de coco. Forma bolas del tamaño de una nuez y pásalas por semillas de sésamo. Guárdalo en un recipiente hermético hasta que necesites una dosis rápida de energía.

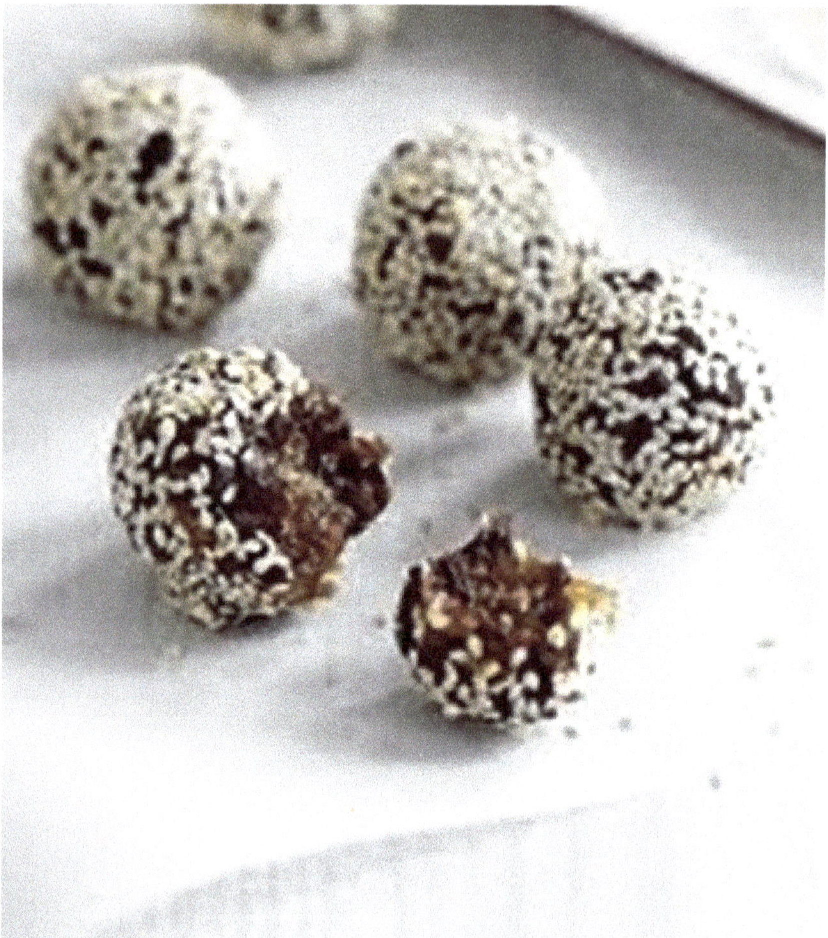

PASTEL DE ARÁNDANOS Y LENTEJAS

Porción:1

Ingredientes

- 25 g de arándanos secos
- 1 cucharada de vino tinto
- 125 g de lentejas puy cocidas
- 2 cucharaditas de aceite de oliva
- ½ cebolla, finamente picada
- ½ diente de ajo, machacado o rallado finamente
- 1 cucharada de salvia picada
- ½ cucharada de perejil picado
- ¼ cucharadita de pimentón ahumado
- pizca de clavo de olor molido
- 1 cucharadita de puré de tomate
- 1 cucharadita de salsa de soja
- 1 cucharadita de harina de maíz

Instrucciones

Calentar el horno a 200C/180C fan/gas 6. Engrasar y forrar la base de un recipiente para horno de 200 ml con un círculo de papel de hornear. Ponga los arándanos en una cacerola pequeña con el vino y cocínelos durante un par de minutos hasta que los arándanos estén hinchados y el vino esté almibarado. Verter en la base del recipiente y reservar. Poner las lentejas en un bol y aplastar la mitad de ellas con un tenedor. Calentar el aceite en una cacerola pequeña y cocinar la cebolla durante 6-8 minutos a fuego medio hasta que se ablande. Incorporar el ajo, las hierbas, el pimentón y los clavos de olor y cocinar durante un minuto más. Apague el fuego y añada las lentejas, el puré de tomate, la soja y la harina de maíz, mézclelo todo bien y, a continuación, viértalo en la cazuela, presionando suavemente con el dorso de una cuchara. Se puede enfriar durante dos días, o congelar hasta dos meses, con la cazuela tapada. Descongelar en el frigorífico antes de hornear. Coloque la cazuela en una bandeja de horno y hornee durante 15 minutos. Deje que se enfríe durante 1 minuto y desmolde en un plato.

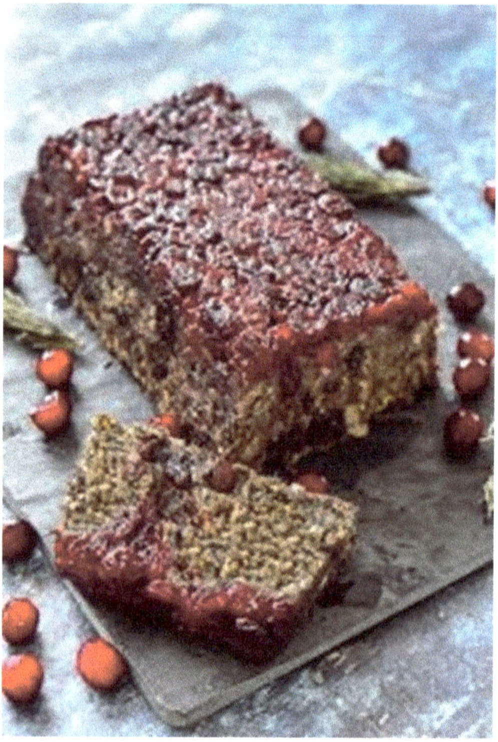

ARROZ FRITO CON PIÑA

Porciones: 4

Ingredientes

- 1½ cucharadas de aceite de girasol o vegetal
- 2 huevos , batidos
- 2 dientes de ajo , machacados
- Pequeño manojo de cebollas tiernas , picadas
- 1/2 cucharadita de polvo de cinco especias chinas
- 400 g de arroz de grano largo cocido
- 85 g de guisantes congelados
- 2 cucharaditas de aceite de sésamo
- 2 cucharadas de salsa de soja baja en sal
- 400 g de piña fresca, cortada en trozos (aproximadamente 1/2 piña mediana)

Indicaciones

1 Calienta 1 cucharada de aceite en un wok. Añade los huevos, girando por los lados, para hacer una tortilla fina. Una vez cocida, pasar la tortilla a una tabla de cortar y cortarla en tiras. Calentar el aceite restante. Añadir el ajo, la cebolla y la pimienta. Rehogar hasta que chisporrotee, luego añadir el arroz (si se utilizan bolsas, exprimirlas primero, para separar los granos), los guisantes, el aceite de sésamo y la soja. Cocine a fuego alto hasta que el arroz esté caliente, y luego añada la piña y las cintas de tortilla.

Salchichas caseras a la sartén

TIEMPO DE PREPARACIÓN: 15 MINUTOS | TIEMPO DE COCCIÓN: 30 MINUTOS | PORCIONES: 12

INGREDIENTES

- 453g de carne molida magra de cerdo, ternera, pollo o pavo.
- 2 cucharaditas de salvia molida
- 2 cucharaditas de azúcar granulada
- 1 cucharadita de pimienta negra molida
- 1 cucharadita de albahaca (opcional)
- ½ cucharadita de pimienta roja molida
- spray de cocina

INSTRUCCIONES

Solicite al carnicero que le triture el asado de cerdo o el lomo de ternera de su elección.

Para hacer la salchicha, hay que mezclar bien los ingredientes

Hacer una hamburguesa con 2 cucharadas de la mezcla de carne.

Freír en la sartén o asar hasta que esté bien cocida.

NUTRICIÓN

96 calorías, 22 miligramos de sodio, 0 gramos de grasas trans, 6 gramos de proteínas, 87 miligramos de potasio, 43 miligramos de colesterol, 7 gramos de grasa total, 1 gramo de carbohidratos, 53 miligramos de fósforo, 0 gramos de fibra, 72 miligramos de calcio, 2 gramos de grasa saturada.

Pollo a la pimienta jalapeña

TIEMPO DE PREPARACIÓN: 20 MINUTOS | TIEMPO DE COCCIÓN: 45 MINUTOS | PORCIONES: 8

INGREDIENTES

- 3 cucharadas de aceite vegetal
- 900-1360g de pollo, cortado (sin piel ni grasa)
- 1 cebolla, cortada en aros
- ½ cucharadita de nuez moscada molida
- 375ml de caldo de pollo bajo en sodio
- ¼ de cucharadita de pimienta negra
- 2 cucharaditas de chiles jalapeños frescos, finamente picados y sin semillas

INSTRUCCIONES

Calentar el aceite, dorar los trozos de pollo y reservar, manteniendo caliente.

Añadir los aros de cebolla al aceite y rehogar. Añadir el caldo y llevar a ebullición, removiendo a menudo.

Volver a poner el pollo en la sartén, añadiendo la nuez moscada y la pimienta negra. Tapar y cocer a fuego lento durante 35 minutos (o hasta que el pollo esté tierno).

Incorpore la pimienta jalapeña y cocine a fuego lento durante un minuto más.

NUTRICIÓN

143 calorías, 45 miligramos de sodio, 0 gramos de grasas trans, 17 gramos de proteínas, 46 miligramos de colesterol, 7 gramos de grasa total, 160 miligramos de potasio, 2 gramos de carbohidratos, 1 gramo de grasa saturada, 127 miligramos de fósforo, 0 gramos de fibra, 12 miligramos de calcio.

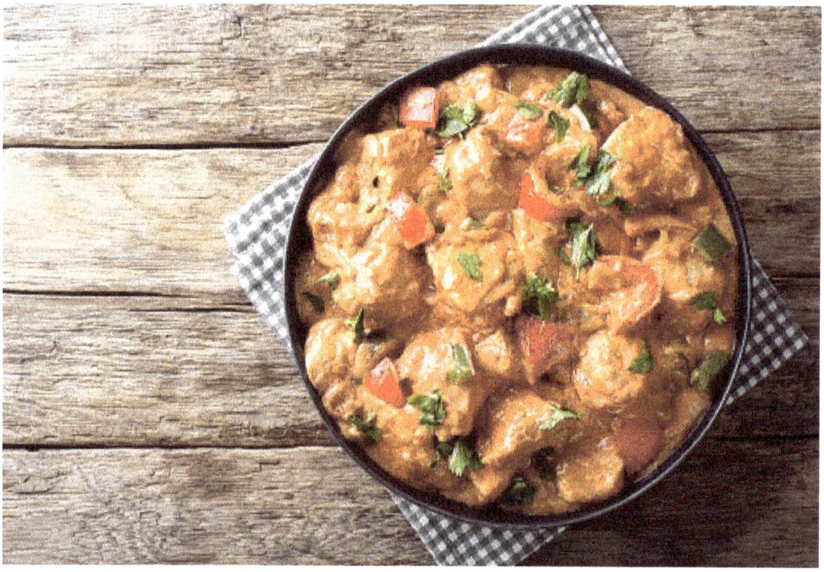

CENA

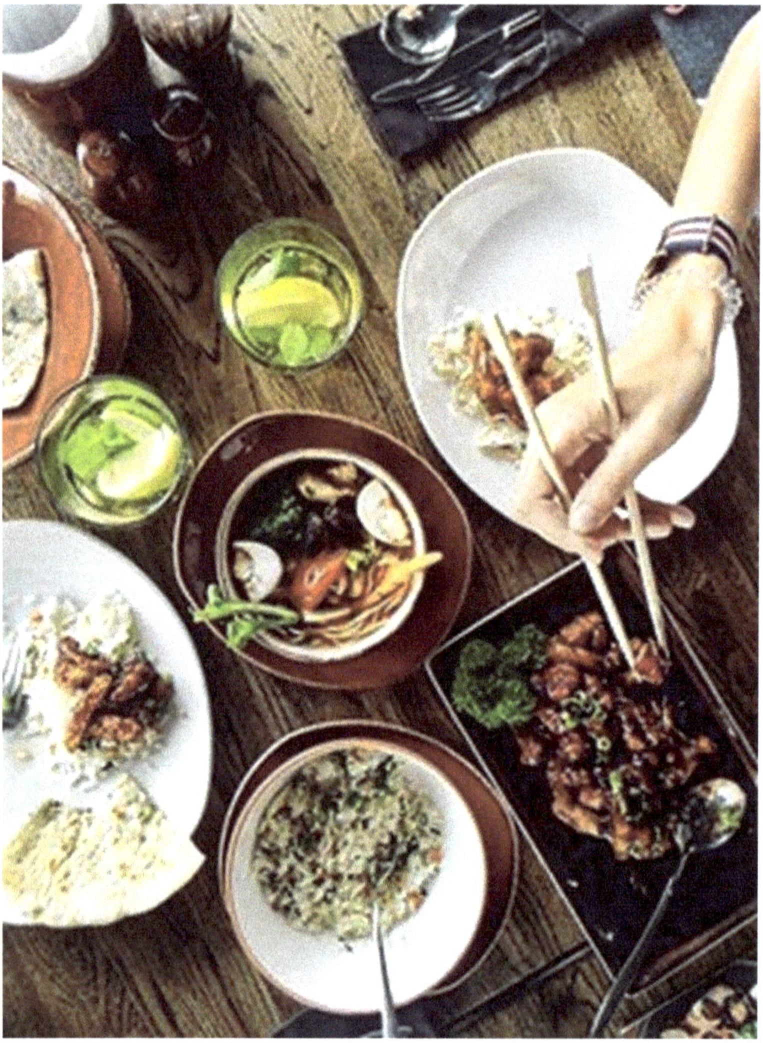

Cazuela de arroz con hierbas

TIEMPO DE PREPARACIÓN: 15 MINUTOS | TIEMPO DE COCCIÓN: 45 MINUTOS | PORCIONES: 8

INGREDIENTES

264g de arroz blanco, sin cocer

19g de pimiento verde picado

500ml de caldo de pollo, sin sal

½ cucharadita de copos de perejil

1 cucharada de aceite vegetal

1 cucharada de cebollino

3 cebollas verdes frescas, picadas

INSTRUCCIONES

1. Caliente el horno a 180°C.
2. Une todos los ingredientes de la cocción, y colócalos en una cacerola.
3. Hornee en la cacerola cerrada durante 45-50 minutos o el líquido visible es absorbido.

NUTRICIÓN

53 calorías, grasa 19 miligramos de sodio, 0 gramos de trans,

2 gramos de proteínas, 74 miligramos de potasio, 7 gramos de carbohidratos,

2 gramos de grasa total, 29 miligramos de fósforo, 0 miligramos de colesterol,

0 grasas saturadas, 7 miligramos de calcio, 0 gramos de fibra.

Panecillos con levadura

TIEMPO DE PREPARACIÓN: 15 MINUTOS | TIEMPO DE COCCIÓN: 1 HORA 30 MINUTOS | PORCIONES: 20

INGREDIENTES

250ml de agua caliente
125g de azúcar
6 cucharadas de manteca vegetal
2 cucharadas de agua caliente
1 paquete de levadura
375g-500g de harina común
1 huevo

INSTRUCCIONES

1. Calentar el horno a 400°F.
2. Combina el agua caliente, la manteca y el azúcar en un recipiente grande. Deje que se enfríe a temperatura ambiente.
3. Desglose la levadura en el agua tibia.
4. Unir la mitad de la harina, el huevo y la levadura a la mezcla en el recipiente grande. Batir bien.
5. Incorporar los restos de harina con una cuchara hasta que la masa fluya fácilmente.
6. Poner la masa en un bol aceitado; engrasar la parte superior y cubrirla con plástico o papel de cocina.
7. Dejar reposar de 1 a 1 ½ horas o hasta que la masa haya doblado su tamaño.
8. Cortar y dar forma a los panecillos.
9. Hornear los panecillos durante 12 minutos o hasta que estén listos.

NUTRICIÓN

148 calorías, 5 miligramos de sodio, 0 gramos de grasas trans, 3 gramos de proteínas, l 31 miligramos de potasio, 12 miligramos de colesterol, 4 gramos de grasa total, 32 miligramos de fósforo, 24 gramos de hidratos de carbono, 1 gramo de saturado , 5 miligramos de calcio, 1 gramo de fibra.

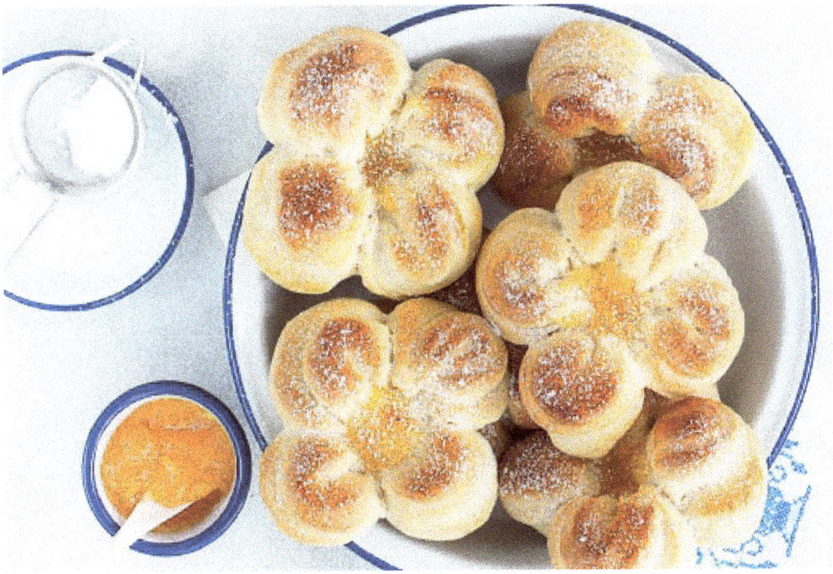

Espárragos al vapor

TIEMPO DE PREPARACIÓN: 5 MINUTOS | TIEMPO DE COCCIÓN: 7 MINUTOS | PORCIONES: 3

INGREDIENTES

1 cucharada de zumo de limón

500ml de agua

2 cucharadas de margarina derretida (sin sal)

12 espárragos frescos

INSTRUCCIONES

1. Combine el zumo de limón y la margarina; déjelo aparte.
2. Poner agua a hervir en el fondo de la vaporera.
3. Colocar los espárragos en la vaporera que contiene el agua hirviendo.
4. Cocine al vapor durante 2 minutos después de que los espárragos se vuelvan de color verde brillante.
5. Sácalos y vierte margarina con zumo de limón sobre los espárragos. Está listo para servir

NUTRICIÓN

62 calorías, 1 miligramo de sodio, 0 gramos de grasas trans,

1 gramo de proteínas, 123 miligramos de potasio, 0 miligramos de colesterol, 6 gramos de grasa total, 32 miligramos de fósforo, 3 gramos de carbohidratos, 1 gramo de grasa saturada, 1 gramo de fibra, 16 miligramos de calcio.

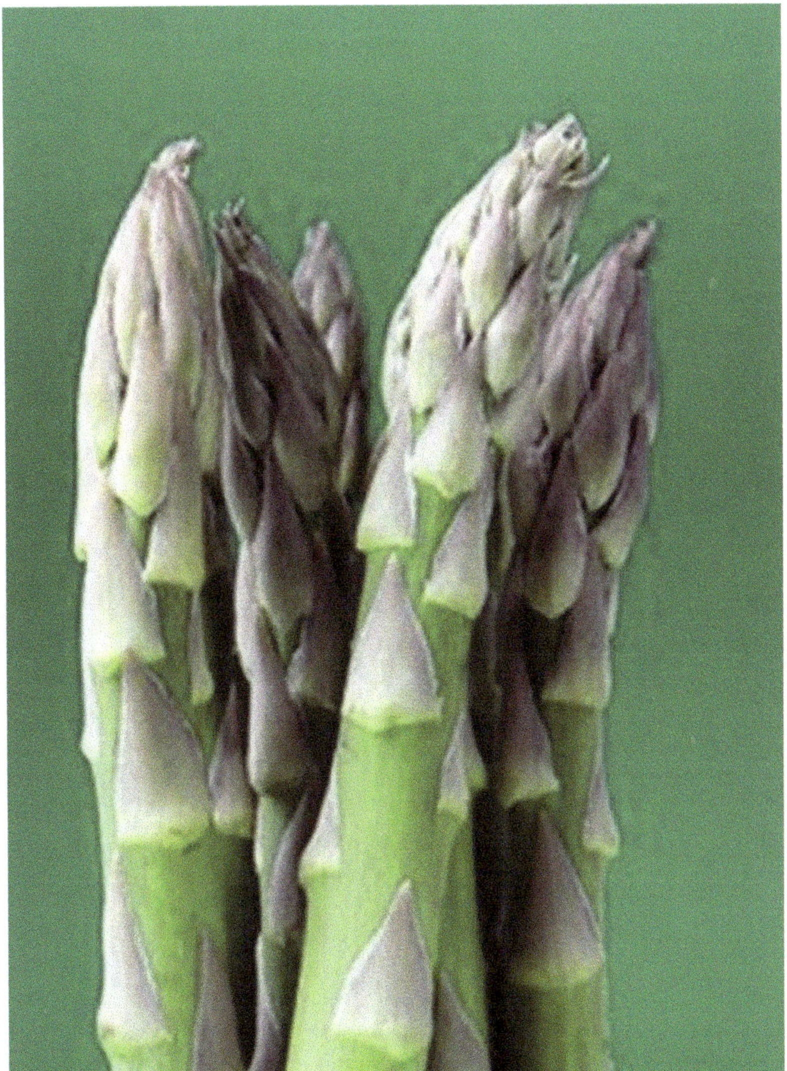

Ensalada de col

TIEMPO DE PREPARACIÓN: 5 MINUTOS | TIEMPO DE COCCIÓN: 7 MINUTOS | PORCIONES: 4

INGREDIENTES

50g de col, rallada
18g de cebolla picada
2 cucharadas de pimiento verde picado
61g de mayonesa
24g de zanahorias ralladas
2 cucharadas de vinagre
½ cucharadita de pimienta negra
1 cucharada de azúcar
½ cucharadita de semillas de apio (opcional)
⅛ cucharadita de semillas de eneldo (opcional)

INSTRUCCIONES

1. Mezclar las verduras.

2. Añadir la mayonesa, el vinagre y otros condimentos.

3. Vierta sobre las verduras y mézclelo todo.

NUTRICIÓN

127 calorías, 81 miligramos de sodio, 0 gramos de trans,

0 gramos de proteínas, 76 miligramos de potasio, 0 miligramos de colesterol , 11 gramos de grasa total, 14 miligramos de fósforo, 6 gramos de carbohidratos, 2 gramos de grasa saturada, 13 miligramos de calcio, 1 gramo de fibra

Calabaza amarilla al horno

TIEMPO DE PREPARACIÓN: 5 MINUTOS | TIEMPO DE COCCIÓN: 7 MINUTOS | PORCIONES: 4

INGREDIENTES

2 cucharadas de margarina o mantequilla derretida

850g de calabaza amarilla, en rodajas

⅛ cucharadita de pimienta negra

1 cebolla mediana, picada

¾ cucharadita de tomillo

1 tallo de apio grande, picado

1 pimiento grande picado

1 cucharada de zumo de limón

INSTRUCCIONES

1. Caliente el horno a 350°F.
2. Sofría todos los ingredientes, excepto el jugo de limón, en la margarina. Cocine la mezcla hasta que las cebollas se muestren translúcidas.
3. Vierta el jugo de limón.
4. Colocar la mezcla en una cazuela.
5. Hornee durante aproximadamente 30 minutos. Servir al vapor.

NUTRICIÓN

49 calorías, 34 miligramos de sodio, 1 gramo de grasa trans, 1 gramo de proteína, 139 miligramos de potasio, 0 miligramos de colesterol, 3 gramos de grasa total, 25 miligramos de fósforo, 5 gramos de carbohidratos 1 gramo de grasa saturada, 2 gramos de fibra, 13 miligramos de calcio.

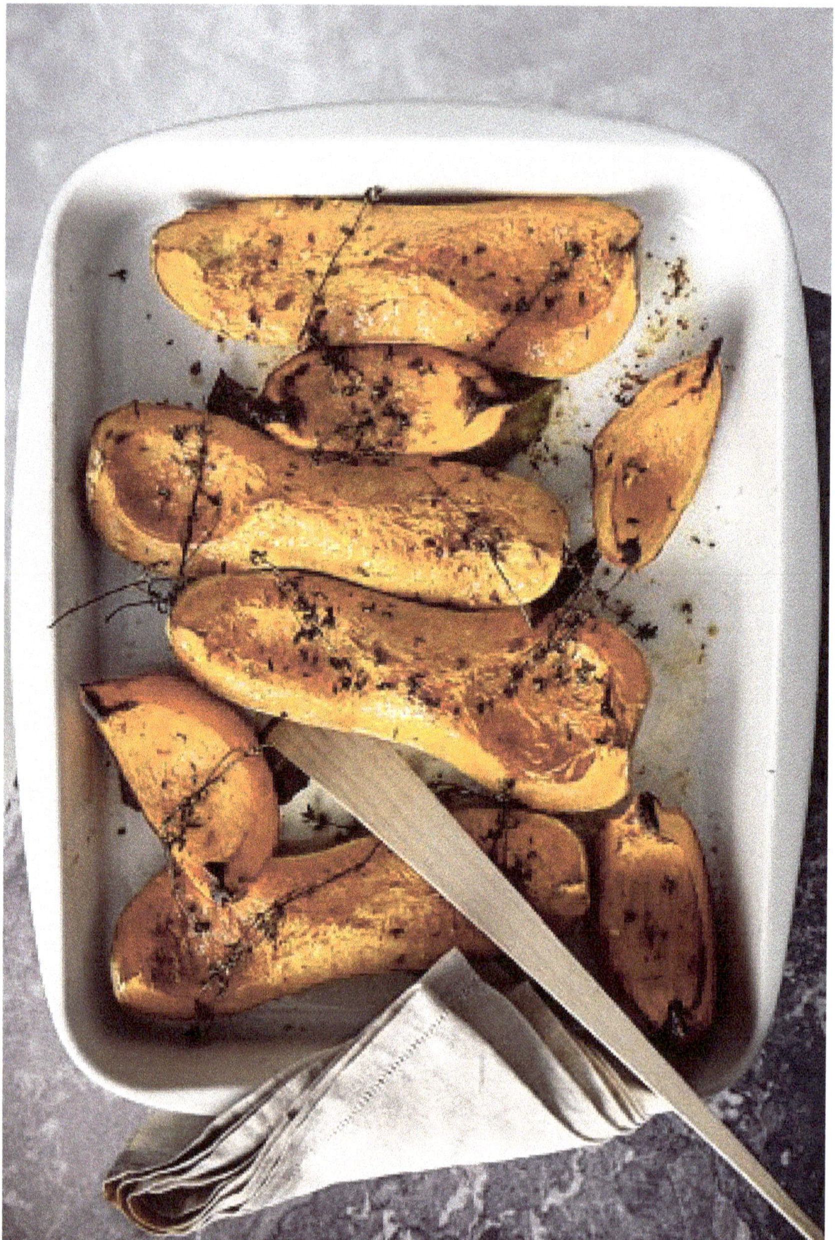

Ensalada verde de jardín

TIEMPO DE PREPARACIÓN: 5 MINUTOS | TIEMPO DE COCCIÓN: 5 MINUTOS | PORCIONES: 6

INGREDIENTES

120g de lechuga de hoja roja u otra lechuga, cortada en tiras
2 tallos de apio, en rodajas
1 zanahoria en rodajas
2 rábanos en rodajas
2 pepinos en rodajas
1 pimiento grande, cortado en dados o en anillos

INSTRUCCIONES

1. Mezclar las verduras en un recipiente grande y revolver.
2. Servir con el aderezo de su elección.

NUTRICIÓN

30 calorías, 20 miligramos de sodio, 0 gramos de grasas trans,

1 gramo de proteína, 215 miligramos de potasio, 0 miligramos de colesterol, 0 gramos de grasa total, 29 miligramos de fósforo, 4 gramos de carbohidratos, 0 de grasa saturada, 25 miligramos de calcio, 1 gramo de fibra.

Mostaza marrón dulce sin sal

TIEMPO DE PREPARACIÓN: 5 MINUTOS | TIEMPO DE COCCIÓN: 15 MINUTOS | PORCIONES: 1

INGREDIENTES

- 2 cucharaditas de maicena
- 55g de mostaza seca
- 250ml de vinagre de sidra
- ½ cucharadita de pimienta blanca (o pimienta negra)
- 106g de azúcar moreno ligero

INSTRUCCIONES

1. Descomponer la maicena en poca cantidad de vinagre.
2. Calentar el vinagre sobrante; añadir la mostaza, la pimienta y el azúcar. Remover hasta que se disuelva.
3. Añadir la maicena cuando esté caliente y cocinar hasta que espese. Retirar del fuego.
4. Cerrar la mezcla y dejarla hasta 24 horas para que desarrolle su sabor (a temperatura ambiente).

NUTRICIÓN

27 calorías, 2 miligramos de sodio, 0 gramos de grasas trans , 0 gramos de proteína , 27 miligramos de potasio, 0 miligramos de colesterol, 1 gramos de grasa total, 18 miligramos de fósforo, 4 gramos de carbohidratos, 0 gramos de grasa saturada, 9 miligramos de calcio, 0 gramos de fibra.

Condimento (para hamburguesas, filetes, etc.)

TIEMPO DE PREPARACIÓN: 5 MINUTOS | TIEMPO DE COCCIÓN: 7 MINUTOS | PORCIONES: 4

INGREDIENTES

2 limones, pelados y cortados en cuartos

½ pimiento verde mediano

1 cebolla grande

2.5g de perejil (opcional)

2 tazas de apio en rodajas

125g de azúcar

¼ de cucharadita de mostaza molida

1 cucharadita de semillas de apio

⅛ cucharadita de pimienta de Jamaica

INSTRUCCIONES

1. Picar los cinco primeros ingredientes. Incorporar el azúcar y las especias.
2. Tapar y meter en el frigorífico durante varias horas o toda la noche para que se mezclen los sabores.

NUTRICIÓN

8 calorías, 8 miligramos de sodio, 0 gramos de grasas trans, 0 gramos de proteínas, 1 miligramos de potasio, 0 miligramos de colesterol, 0 gramos de grasa total, 2 gramos de carbohidratos, 9 miligramos de fósforo, 0 gramos de fibra, 0 gramos de grasa saturada, 10 miligramos de calcio

CERDO TRAS LA JARDINERÍA

Valores nutricionales

Energía 386,5 kcal / Proteínas 17,3 g / P (fósforo) 189 mg / K (potasio) 355,5 mg / Na (sodio) 71,5 mg

Ingredientes

- carne magra de cerdo 85 g
- mezcla de verduras 100 g
- cebolla 10 g
- mantequilla 5 g
- aceite 10 g
- fécula de patata (+ agua) 5 g
- sal, pimienta, comino, perejil

Método

Freír la cebolla en aceite, añadir la carne cortada en tiras. Verter agua sobre la carne y cocer a fuego lento hasta que esté semiblanda. Añadir las verduras cortadas en círculos, las especias y guisar todo junto. Antes de terminar, espesar con una mezcla de fécula de patata y agua. Ablandar el plato con mantequilla fresca y perejil.

ENSALADA DE PATATAS CON MANZANAS

Valores nutricionales

Energía 502 kcal / Proteínas 7 g / P (fósforo) 181 mg / K (potasio) 777 mg / Na (sodio) 0 mg

Ingredientes

patatas 200 g
huevos ½
manzana 1
cebollas 1
mostaza de Dijon ce cuchara
mayonesa 50 g
limón, sal, pimienta

Método

Pele las patatas hervidas y córtelas en cubos más grandes, póngalas en un bol. (Los pacientes que controlan sus niveles de potasio primero pelan las patatas, las cortan en cubos y las dejan en remojo en agua durante al menos 2 horas, luego las cuecen en agua nueva). Añadir a las patatas los pepinos en rodajas y los huevos. Rallar la cebolla y la manzana con un rallador grueso. Mezclar todo con la mayonesa, la mostaza, la pimienta del limón. el zumo y servir con el asado.

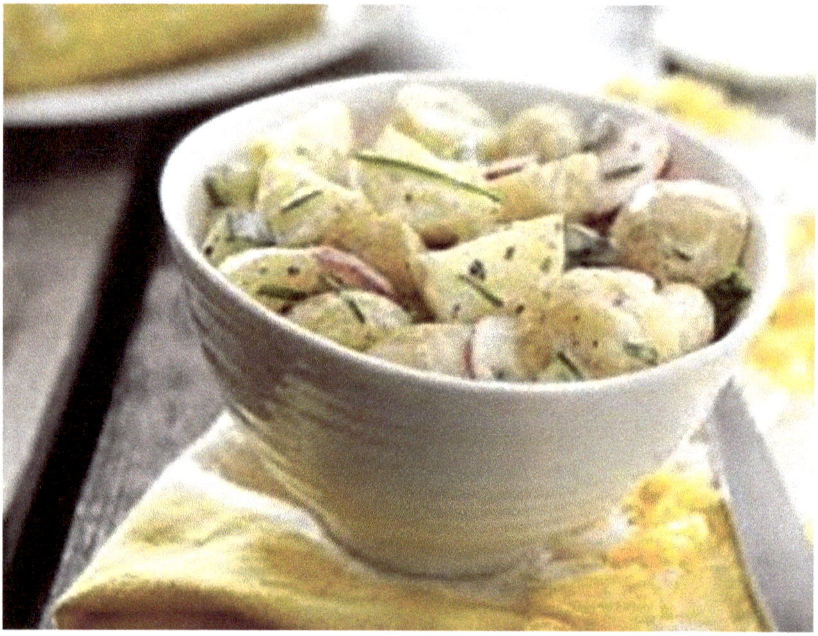

CERDO ASADO CON REBOZUELOS

Valores nutricionales

Energía 354 kcal / Proteínas 15 g / P (fósforo) 203 mg / K (potasio) 561 mg / Na (sodio) 0 mg

Ingredientes

cuello 70 g
pimienta multicolor
zorros 50 g
chalotas 1
aceite 1 cucharada
mantequilla 1 cucharada
perejil ¼ manojo

Método

Untar la carne con sal y pimienta. Dejar reposar durante una hora y luego freír la carne por todos los lados en aceite. Asar la carne a 180 ° C durante unos 45 minutos para que quede rosada y jugosa en el centro. Si es necesario, cúbrala con un poco de agua durante el horneado y vierta el jugo del horneado. Retirar el asado blando del horneado y mantenerlo caliente hasta que se termine el jugo. Mientras tanto, freír en media cucharada de mantequilla de zorro junto con una porción blanca de cebolla. Colar el zumo, añadir la mantequilla sobrante fría y añadir los rebozuelos asados con las cebollas. Cortar la carne en rodajas y servir con el jugo.

POLLO EN LIMÓN Y MIEL

Valores nutricionales

Energía 228 kcal / Proteínas 18 g / P (fósforo) 176 mg / K (potasio) 252 mg / Na (sodio) 121 mg

Ingredientes

2 pechugas de pollo - tamaño 80 g (por ración)
1 cucharada de miel, ralladura fina
el zumo de 1 limón pequeño
1 cucharada de aceite de oliva, sal y pimienta
ensalada de col crujiente

Método

Precalentar el horno a 190 ° C. Extender la pechuga lavada en una fuente de horno, bandeja de hornear. Batir el zumo, la piel, la pimienta, el aceite y la sal y verterlo sobre la carne. Dar la vuelta al pollo en la marinada varias veces para envolverlo bien. Consejo - puedes tener la carne marinada durante unas horas - depende de tu tiempo Hornea las pechugas de pollo durante unos 20 minutos, luego dales la vuelta y hornéalas durante otros 20 minutos y esparce de vez en cuando el jugo. Una vez asadas, deja que la carne se enfríe durante muy poco tiempo y corta la pechuga en rodajas finas, que añadirás al jugo de la carne. Servir sobre hojas de ensalada rasgadas y elegir el arroz a la naranja como acompañamiento.

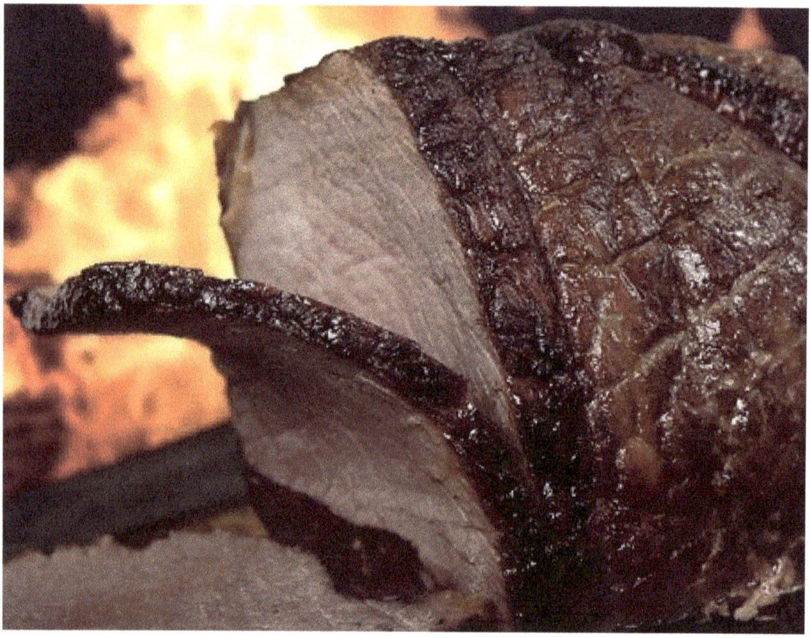

ROLLOS DE COL CON CARNE PICADA

Valores nutricionales

Energía 339 kcal / Proteínas 15 g / P (fósforo) 163 mg / K (potasio) 574 mg / Na (sodio) 53 mg

Ingredientes

1 trozo de col
carne picada - mixta 250 g
1 cebolla de cocina
1 diente de ajo
5 piezas de tomates cherry
1 cucharadita de comino molido, pimienta, tomillo y orégano
aceite 50 g
caldo de verduras - para rociar

Método

Lavar la col, secarla, romper las hojas superiores más grandes, cortar una escoba dura de ellas y sumergirlas en agua hirviendo durante 2 minutos. A continuación, dejarlas enfriar. En una cazuela, fríe en 2 cucharadas de aceite y añade la carne picada y el resto de la col rallada, los tomates en rodajas. Sazonar la mezcla con especias y sal y cocer a fuego lento sin dejar de remover. Rellenar las hojas de col con la mezcla terminada, retorcerlas bien y transportarlas con un cordel para alimentos. Limpie la bandeja de horno con el resto del aceite y extienda los rollos de col y añada unas rodajas finas de mantequilla para que se ablanden. Hornee bajo la tapa durante unos 15 minutos a una temperatura de 180 ° C, luego destape los rollos y hornee brevemente hasta que tengan un color ligeramente dorado. La guarnición ideal son las patatas hervidas o asadas o el pan bajo en proteínas. Sugerencia - En lugar de carne es posible utilizar queso balcánico o tocino, arroz. Es posible añadir tomates pelados esterilizados a la fuente de horno y guisarlos junto con los panecillos.

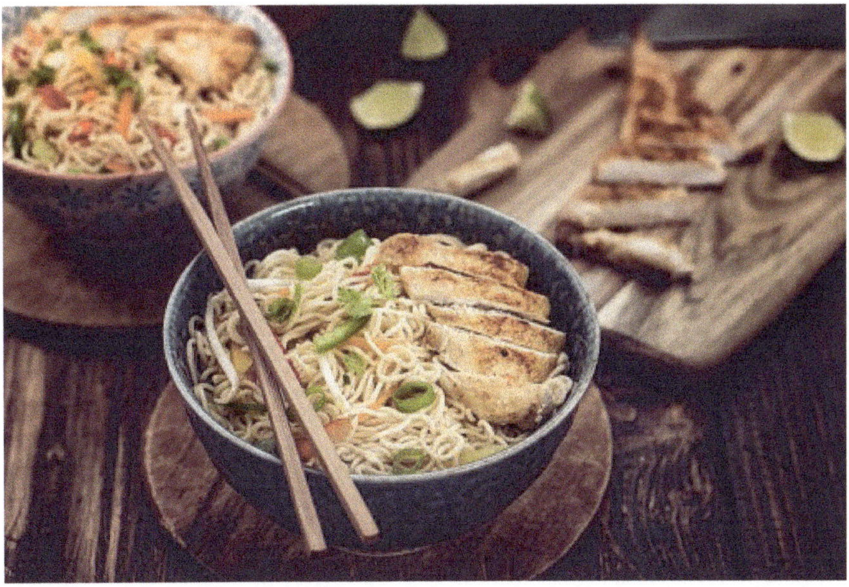

SOPA DE POLLO CON FIDEOS DE ARROZ

Valores nutricionales

Energía 124 kcal / Proteínas 8 g / P (fósforo) 157 mg / K (potasio) 249 mg / Na (sodio) 67 mg

Ingredientes

hortalizas de raíz (idealmente congeladas con altos niveles de potasio) 40 g
carne de pollo, cortada en cubos 30 g
aceite de girasol 3 g
cebolla 5 g
Diente de ajo
agua (o caldo de verduras) 400 ml
fideos de arroz 15 g
Hojas de perejil y apio, pimienta entera, sal

Método

Se fríen las verduras limpias en aceite, se vierte agua (caldo) y se añade la carne en dados, las tapas y las especias. Cocer hasta que la carne se ablande. Añadir los fideos de arroz cocidos a la sopa terminada y adornar con perejil. Fideos de arroz - cocer en agua hirviendo con sal hasta que se ablanden, luego escurrir.

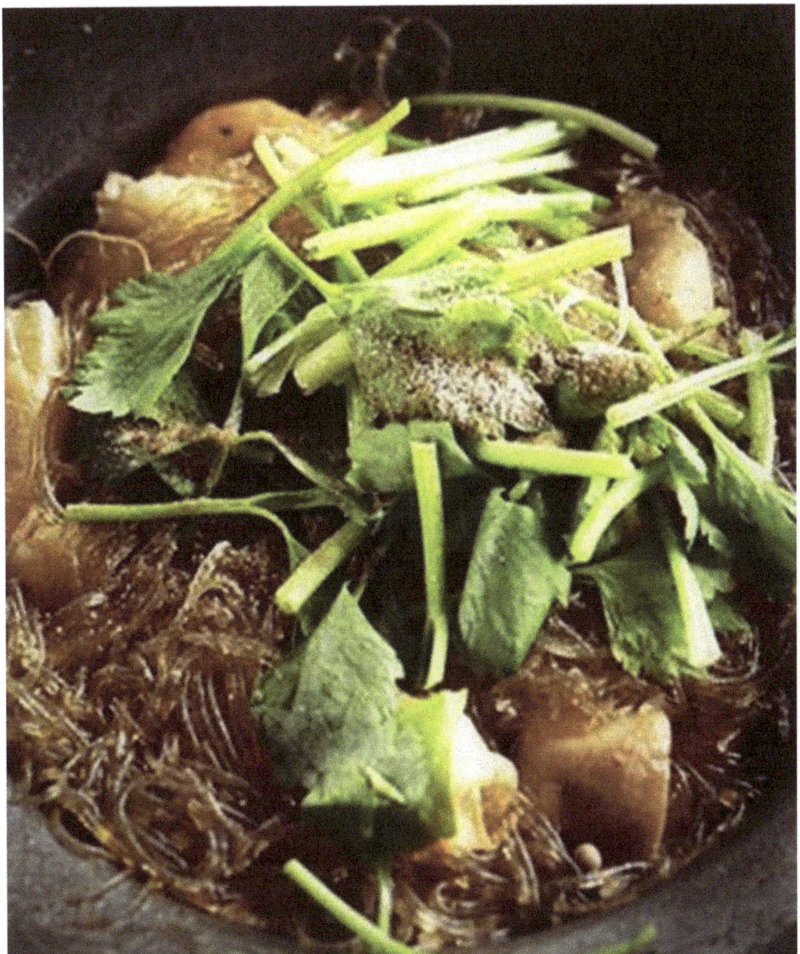

SCHNITZEL DE POLLO FRITO

Valores nutricionales

Energía 327 kcal / Proteínas 13 g / P (fósforo) 126 mg / K (potasio) 159 mg / Na (sodio) 56 mg

Ingredientes

pechuga de pollo 45 g
huevos 1
Harina NB 10 g
Migas NB 10 g
aceite vegetal para freír 20 ml
Sal y pimienta

Método

Se golpea la carne, se salpimenta. La envolvemos poco a poco en harina, luego en huevo y finalmente en pan rallado. Una vez envuelta, ponemos la carne en aceite caliente y esperamos a que se ase hasta que esté dorada por ambos lados. Por último, podemos rociar con limón.

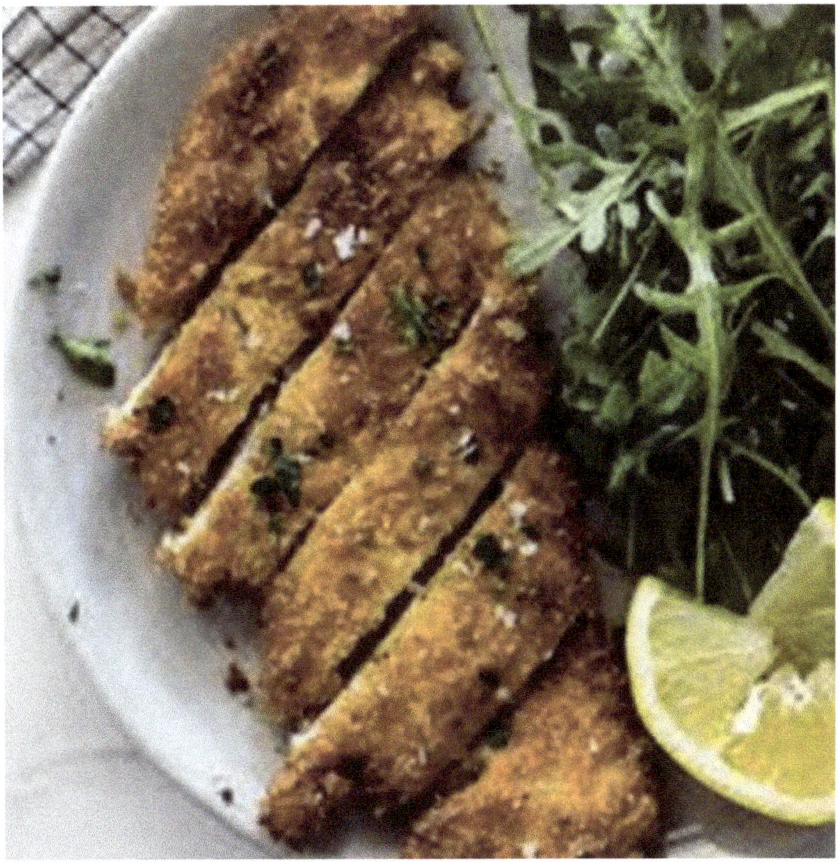

APERITIVOS Y POSTRES

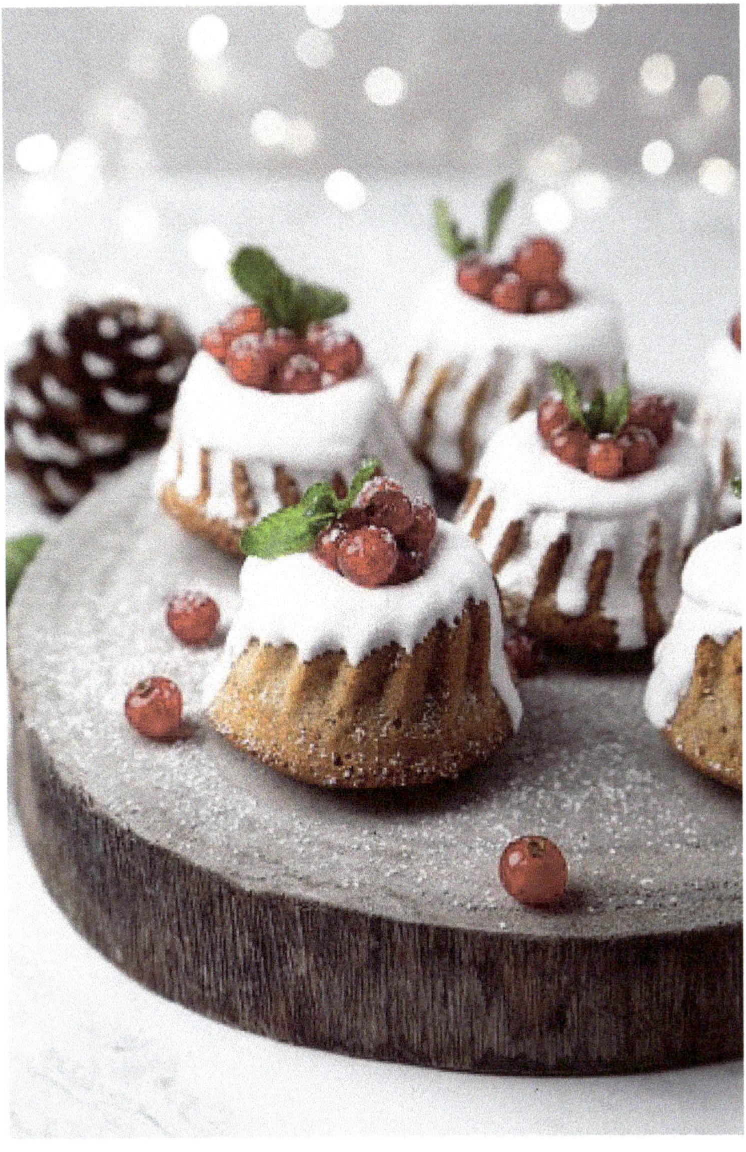

Scarlet's Frozen Fantasy

TIEMPO DE PREPARACIÓN: 5 MINUTOS | TIEMPO DE COCCIÓN: 10 MINUTOS | PORCIONES: 4

INGREDIENTES

- 250ml cóctel de zumo de arándanos
- 2 cucharadas de zumo de lima fresco
- 1 taza de fresas frescas enteras, lavadas y descascaradas
- 8-9 cubitos de hielo
- 62g de azúcar
- fresas para decorar

INSTRUCCIONES

1. Haga una combinación compuesta por zumo de arándanos, zumo de lima, arándanos y azúcar en una batidora. Mezclar bien.
2. Incorporar cubitos de hielo y batir hasta que quede suave.
3. Servir en vasos fríos adornados con una fresa fresca.

NUTRICIÓN

100 calorías, 3 miligramos de sodio, 0 gramos de grasas trans, 0 gramos de proteínas, 109 miligramos de potasio, 0 miligramos de colesterol, 0 gramos de grasa total, 129 miligramos de fósforo, 24 gramos de carbohidratos, 0 grasas saturadas , 1 gramo de fibra. 9 miligramos de calcio

Natillas de huevo al horno

TIEMPO DE PREPARACIÓN: 15 MINUTOS | TIEMPO DE COCCIÓN: 40 MINUTOS | PORCIONES: 4

INGREDIENTES

- 2 huevos medianos
- 3 cucharadas de azúcar
- 60ml de leche al 2%
- 1 cucharadita de nuez moscada
- 1 cucharadita de extracto de vainilla o limón

INSTRUCCIONES

1. Calienta el horno a 160°C.
2. Mezclar todos los ingredientes, y batir durante un minuto con la batidora eléctrica hasta que esté uniformemente mezclado.
3. Servir en tazas de flan o en moldes para muffins.
4. Cubra con nuez moscada.
5. Hornear de 20 a 30 minutos. Está hecho cuando al insertar un cuchillo en las natillas éste salga limpio.

NUTRICIÓN

70 calorías, 34 miligramos de sodio, 0 gramos de grasas trans, 3 gramos de proteínas, 30 miligramos de potasio, 91 miligramos de colesterol, 3 gramos de grasa, 42 miligramos de fósforo, 9 gramos de carbohidratos, 1 grasa saturada, 12 miligramos de calcio, 0 gramos de fibra.

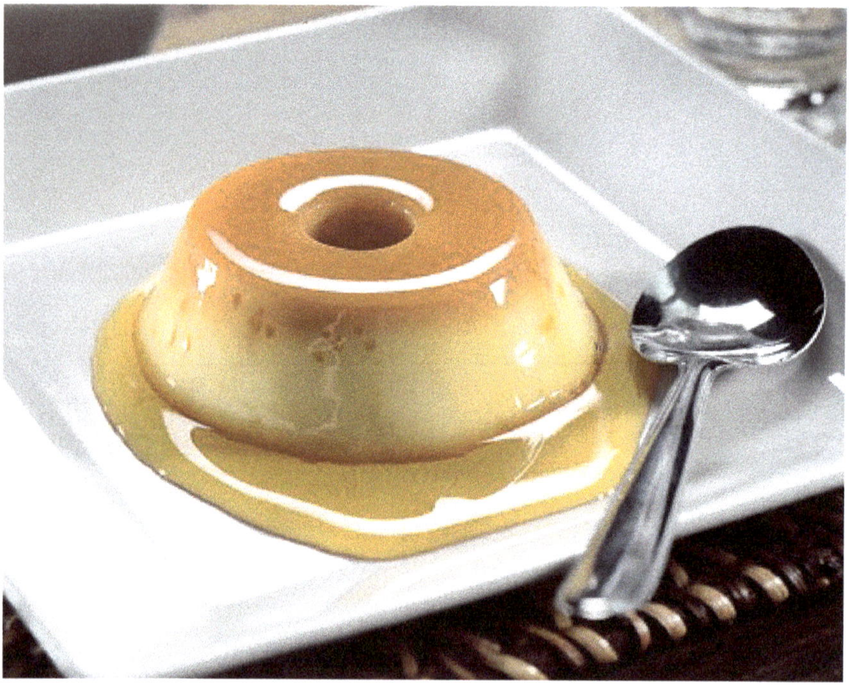

Crispies de limón

TIEMPO DE PREPARACIÓN: 10 MINUTOS | TIEMPO DE COCCIÓN: 10 MINUTOS | PORCIONES: 2

INGREDIENTES

- 239g de mantequilla o margarina sin sal
- 1 huevo
- 113g de azúcar granulada
- 187g de harina para todo uso, tamizada
- 1 ½ cucharaditas de extracto de limón

INSTRUCCIONES

1. Caliente el horno a 190°C.
2. Hacer la crema de mantequilla mezclada con el azúcar.
3. Ponga el huevo y el extracto de limón, bata hasta que esté esponjoso y ligero.
4. Poner la harina, girar hasta que esté suave.
5. Deje caer la masa con una cuchara de mesa en una bandeja para galletas sin aceite, con una separación de al menos 2 pulgadas.
6. Hornear durante 10 minutos hasta que los bordes se vean dorados.
7. Retirar de la bandeja una vez que se haya enfriado durante unos minutos.

NUTRICIÓN

115 calorías, 12 miligramos de sodio, 0 gramos de grasas trans, 2 gramos de proteínas, 20 miligramos de potasio, 76 miligramos de colesterol, 6 gramos de grasa total, 23 miligramos de fósforo, 12 gramos de carbohidratos, 1 gramo de grasa saturada, 7 miligramos de calcio, 0 gramos de fibra.

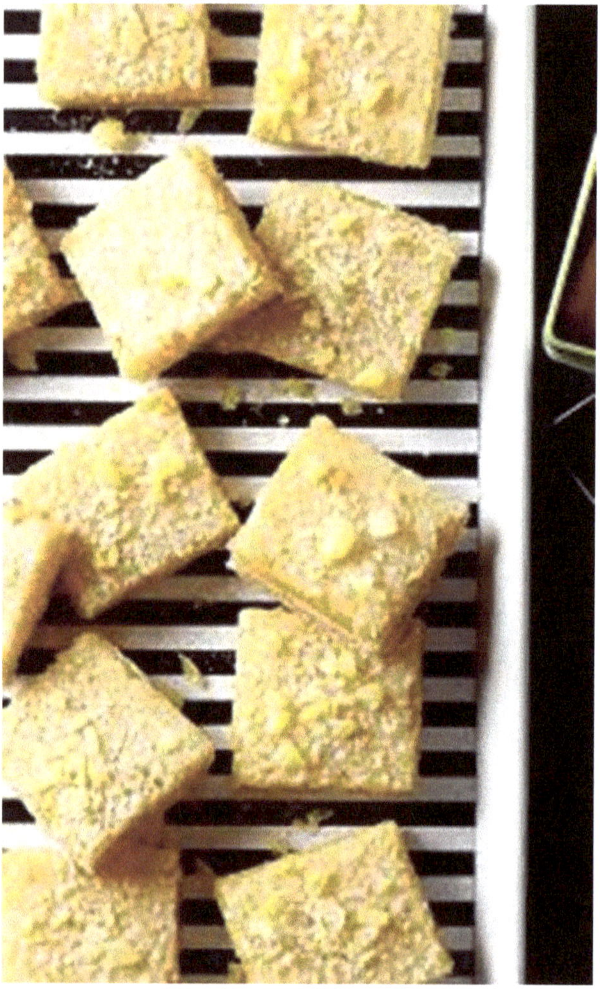

Galletas enjoyadas

TIEMPO DE PREPARACIÓN: 10 MINUTOS | TIEMPO DE COCCIÓN: 20 MINUTOS | PORCIONES: 2

INGREDIENTES

- 119g de mantequilla o margarina sin sal ablandada
- 1 huevo mediano
- 1 taza de azúcar moreno, envasado
- 60ml de leche
- 219g de harina para todo uso, tamizada
- 1 cucharadita de vainilla
- 15 gotas de goma grandes, picadas
- 1 cucharadita de polvo de hornear

INSTRUCCIONES

1. Caliente el horno a 200°C.
2. Batir bien la mantequilla, el azúcar y el huevo.
3. Vierta la leche y la vainilla
4. Preparar un bol aparte con el flujo y la levadura en polvo.
5. Añadir a los ingredientes anteriores 15 gominolas grandes picadas.
6. Colocar la masa por cucharadas en bandejas para hornear galletas aceitadas.
7. Hornee de 8 a 10 minutos hasta que se doren.
8.

NUTRICIÓN

104 calorías, 9 miligramos de sodio, 0 gramos de grasas trans, 1 gramo de proteínas, 29 miligramos de potasio, 7 miligramos de colesterol, 1 gramo de grasa total, 16 miligramos de fósforo, 22 gramos de hidratos de carbono, 0 grasas saturadas, 13 miligramos de calcio, 0 gramos de fibra

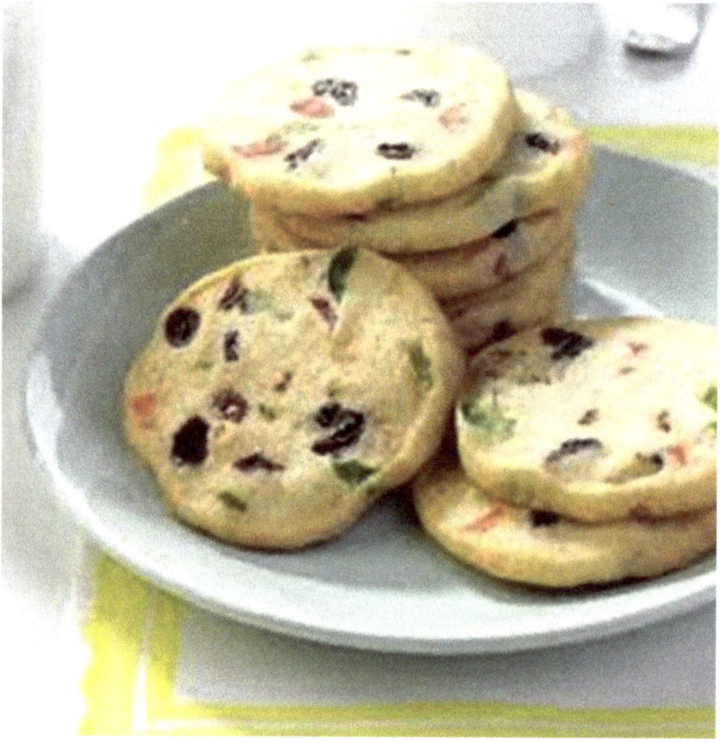

Galletas de queso crema

TIEMPO DE PREPARACIÓN: 1 HORA | TIEMPO DE COCCIÓN: 15 MINUTOS | PORCIONES: 2

INGREDIENTES

- 239g de mantequilla o margarina, ablandada
- 250g de azúcar
- 1 paquete de 85g de queso crema, ablandado
- 1 yema de huevo
- 1 cucharadita de extracto de vainilla
- 312g de harina para todo uso
- mitades de cerezas confitadas

INSTRUCCIONES

1. Caliente el horno a 160°C.
2. Bata lentamente la mantequilla y el queso crema; añada el azúcar, batiendo hasta que esté esponjoso.
3. Agregue la yema de huevo, la harina y la mezcla de vainilla y bata bien.
4. Enfríe la masa durante una hora como mínimo.
5. Moldear la masa en bolas de una pulgada; colocarlas en una bandeja de hornear engrasada para galletas.
6. Presionar con cuidado una media cereza en cada galleta.
7. Hornear durante 12-15 minutos.

NUTRICIÓN

80 calorías, 31 miligramos de sodio, 0 gramos de grasas trans, 0,5 gramos de proteínas, 15 miligramos de potasio, 13 miligramos de colesterol, 4 gramos de grasa total, 14 miligramos de fósforo, 11 gramos de hidratos de carbono, 2 gramos de grasas saturadas, 6 miligramos de calcio, 0 gramos de fibra.

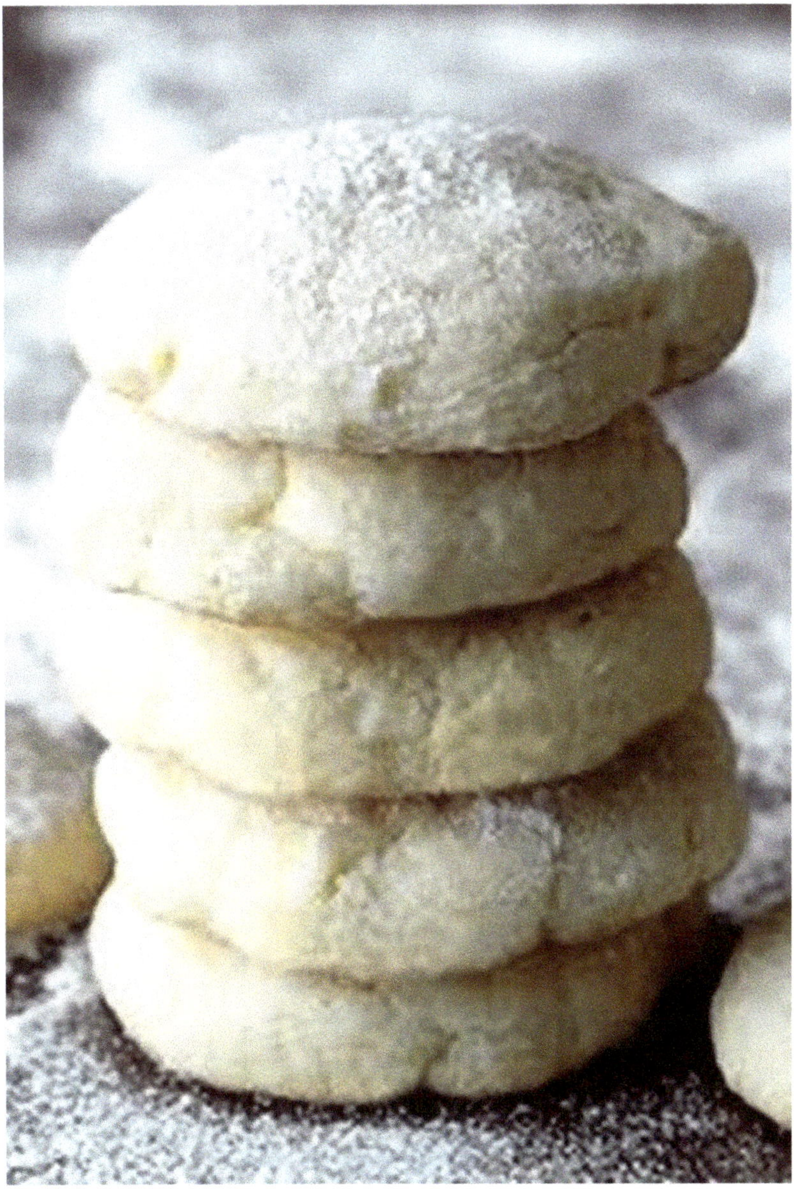

CPSIA information can be obtained
at www.ICGtesting.com
Printed in the USA
BVHW090719010621
608472BV00005B/659

9 781802 239478